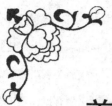
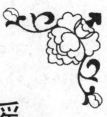

养心养生保健谣

主　　编　　文鸣升

副 主 编　　钮进生　　王　鹏

编写人员　　华文浩　　钮进生　　王　鹏

祁　杰　　刘淑英　　邢子俊

龚大庆　　刘　铮　　张　屹

吴广德　　李　静　　张立群

王　涛　　龚建国　　周　涵

金盾出版社

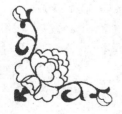
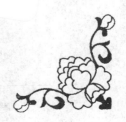

内容提要

本书选编了中国古今养心、养生保健方面的歌谣2000多首，包括什么是养心，怎样养心，心理健康与身体健康的关系，心情、心胸与健康的关系，科学饮食与健康，环境与健康的关系及做法等。这些歌谣言之有理，出之有据，读来上口，易记、易懂、易用，是读者养心养生的座右铭。

图书在版编目(CIP)数据

养心养生保健谣/文鸣升主编 .—北京 ：金盾出版社，2014. 7
(2015.2重印)
ISBN 978-7-5082-9079-9

Ⅰ.①养… Ⅱ.①文… Ⅲ.①养生（中医）—普及读物 Ⅳ.①R212-49

中国版本图书馆 CIP 数据核字(2013)第 307406 号

金盾出版社出版、总发行
北京太平路 5 号(地铁万寿路站往南)
邮政编码:100036 电话:68214039 83219215
传真:68276683 网址:www.jdcbs.cn
封面印刷:北京盛世双龙彩色印务有限公司
正文印刷:双峰印刷装订有限公司
装订:双峰印刷装订有限公司
各地新华书店经销
开本:880×1230 1/32 印张:6.5 字数:185 千字
2015 年 2 月第 1 版第 2 次印刷
印数:4 001～7 000 册 定价:16.00 元

前　言

　　2012年，中共中央专门召开会议，提出要把我国建成一个文化强国。这一远大战略是提高国民素质的长远大计，也是提高国家软实力的重要举措。

　　养心及文化养心是一个新概念，是文化强国的一个重要方面。具体地讲，就是通过提高人民群众的文化素质，来提高人民的文化品位和心理素质，它涉及各个领域、各类人群。无论是中老年人，还是青少年，必须通过文化提高自己的心理素养。这也是建设文化强国、大国的必由之路。

　　本书是针对人民大众身体健康谈文化养心和科学养生的。人民群众的健康水平固然需要充足的饮食、充分的营养，但心理健康、心理素质是身体健康的基础，没有一个好的心态，健康就是一句空话。为什么有许多人生活水平提高了，反而患了抑郁症、精神病，特别是收入颇丰者、独生子女尤甚；反而，在进城打工者中这些病却非常少见？这是因为现在生活好了，而有的人在吃穿不愁的情况下忽视了心理健康和精神健康。

　　本书就是针对提高人们的精神健康和心理健康而编写的。我们收集了大量资料，经过筛选梳理，把文化养心科学养生方面的、有科学哲理的名人名言、段子、谚语，或摘录、或改编，使其成为顺口好读、好记好用的歌谣，供人们阅读使用。

　　本书内容分上、下两篇，上篇是养心保健谣，包括精气神、心宽与健康、名人养心谣、数字养心谣、心态与健康、仁者寿、调整心态与健康、文化养心、笑与健康、顺其自然心态好、安全与身心健康、运动与健康；下篇是养生健康谣，包括综合养生、古今名人谈养生、饮食与健康、卫生与健康、烟酒与健康、环境与健康、气候与健康、睡眠与健康、性生活与健康、防病与健康。如果一个人既有良好的心理素质，又有科学的营养，就掌握了健康的主动权。

　　本书在编纂过程中，参考了《二十四节气与科学养生》《文化养心与健康》《人间万象顺口溜》等书籍，对有些内容进行了改编，在此，对上述各书的作者表示衷心感谢。

　　本书虽然下了很大功夫，但仍会有许多不足，恳请读者朋友批评指正。

作　者

目　录

上篇　养心保健谣

一、精气神

精气神 ………………… 2

我的精气神 …………… 2

吕洞宾谈"精气神" …… 3

陶弘景谈"精气神" …… 3

陆九渊谈"精气神" …… 4

文化与科学 …………… 4

二、心宽与健康

多与好 ………………… 5

自己的事自做主 ……… 5

静养心 ………………… 5

心态与健康 …………… 5

养心铭 ………………… 6

劝君要想开 …………… 6

名利与健康 …………… 6

养心"三戒" ………… 6

养心胜药补 …………… 7

治病先治心 …………… 7

好了歌（二则） ……… 7

戒　气 ………………… 8

气　箴 ………………… 8

忍耐歌 ………………… 8

百忍歌 ………………… 9

百忍成金 ……………… 10

治心病 ………………… 10

长寿歌 ………………… 11

十寿歌 ………………… 11

三、名人养心谣

宽心谣 ………………… 12

息斋居士养生谣 ……… 12

克服养心"五难"谣 …… 13

陶弘景"少"字养心法… 13

《黄帝内经》养心谣 …… 13

陶弘景养心"十谨" …… 13

陶弘景和谐养心法 …… 14

《援生四书》

谈心情与健康 …… 14

温革养心法 …… 14

曾国藩养心"四要"歌 … 14

葛洪谈养心 …… 15

张紫阳谈养心 …… 15

邵雍养心"三惑" …… 15

张群致寿"五养" …… 16

养心"三戒" …… 16

胡文焕养心法 …… 16

《钱公良测语》养心法 … 16

养心忌"十二多" …… 16

孙思邈养心名言 …… 17

苏轼养心法 …… 17

师龙乘养心法 …… 17

石天基养心法 …… 18

万全养心法 …… 18

龚廷贤养心法 …… 18

邹铉养心十法 …… 18

陶弘景养心法 …… 19

《养性延命》养心法 …… 20

梅兰芳养心法 …… 20

《格言联璧》

谈养心（三则） …… 20

《管子·内业》谈养心 … 21

《黄帝内经》谈养心 … 21

蓝祥养心《贺寿诗》 … 22

袁坤仪养心法 …… 22

刘完素养心法 …… 22

胡文焕养心法 …… 23

张湛养心法 …… 23

葛洪养心法 …… 23

庄炎林养心法 …… 23

董仲舒养心语录（二则）… 24

《黄帝内经》说"气" …… 24

张学良养心法 …… 24

晏济元养心法 …… 25

朗静山养心法 …… 25

刘海粟养心法 …… 25

四、数字养心谣

养心"一字谣" …… 26

养心记住这些"一" …… 26

文化养心"二字谣" …… 27

养心"三字谣"(二则)… 27

生气有"四害" ……… 29

养心"四宽" ……… 29

养心"四不"诀

(三则) ……… 29

养心"四愈" ……… 30

健康要"四习" ……… 30

养心"四无妄" ……… 30

养心五字谣(二则) … 31

人生六明白 ……… 31

养心要"六然" ……… 31

养心"六炼" ……… 32

养心要"六利" ……… 32

养心七字歌(二则) … 32

养心八句话 ……… 34

养心九字谣 ……… 35

养心要"十种气" ……… 36

养心保健"十二知" ……… 36

健康十二字 ……… 37

养心十三字 ……… 37

五、心态与健康

心态好,身体好

(四则) ……… 38

知足有助健康 ……… 39

励志与健康 ……… 39

寿命哲理 ……… 39

养心与健康 ……… 40

想得开　心情好 ……… 40

无求寿自长 ……… 40

心理健康身体好 ……… 40

心宽气顺寿命长 ……… 41

制怒谣 ……… 42

心态"中"字歌 ……… 42

心胸与长寿 ……… 43

心宽歌 ……… 43

心灵与健康 ……… 43

健康"生"字歌 ……… 43

长寿与健康 ……… 44

名利与健康 ……… 44

知足与健康 ……… 44

想得开 ……… 44

想开好 ……… 45

心宽天地宽 ……… 45

心宽歌 ……… 45

心宽身体好(二则) … 45

管事与健康 ……… 46

心静与健康（二则）… 47

知足就是福 …………… 47

无病无灾就是福 ……… 47

乐观与长寿 …………… 48

长寿需心宽 …………… 49

长寿先养心 …………… 49

健康需明白（五则）… 50

豁达与健康 …………… 51

端正心态永健康 ……… 51

随遇而安 ……………… 52

心宽容万物 …………… 52

心胸与健康 …………… 52

想得开，

福有余（四则）……… 53

慎行与健康 …………… 53

"少"与"康" ………… 54

养心"四需" ………… 54

心境无尘 ……………… 54

修养 …………………… 54

不恼心清凉 …………… 55

健康要心宽 …………… 55

心理卫生与健康 ……… 55

心胸豁达健康多 ……… 55

六、仁者寿

帮人就是帮自己 ……… 56

善者寿 ………………… 56

仁者寿 ………………… 56

健康要有好人缘 ……… 56

养心品"六为" ……… 57

大度可健康 …………… 57

忠诚善良与健康 ……… 57

劝仁歌 ………………… 58

劝善歌 ………………… 58

戒财保健歌 …………… 61

七、调整心态与健康

健康怎么做 …………… 62

想明白，好好活 ……… 62

老年自乐歌 …………… 63

不老方 ………………… 64

老年养心歌 …………… 64

养心长寿诀 …………… 65

老年养心保健歌 ……… 66

养心延年益寿歌 ……… 67

养心好了歌 …………… 68

常人养心谣 …………… 69

修心歌 ………………… 70

养心歌（二则） ……… 70

寻乐歌 ……… 71

人生养气歌 ……… 71

快乐歌 ……… 72

八、文化养心

爱好与健康 ……… 73

读书乐 ……… 73

勤学习，心态好 ……… 73

歌舞与健康 ……… 73

钓鱼乐 ……… 74

学与问 ……… 75

读书与健康 ……… 75

人生之贵歌 ……… 75

九、笑与健康

善笑者长寿 ……… 76

欢喜健康来 ……… 76

笑口常开 ……… 76

常笑容颜俏 ……… 76

笑对人生 ……… 77

要真笑 ……… 77

微　笑 ……… 78

六笑歌 ……… 80

笑开心 ……… 80

学佛笑 ……… 80

养心保健忌 ……… 80

养心要看开 ……… 81

养心劝世歌 ……… 84

十、顺其自然心态好

退休亦快活 ……… 86

"行"与健康 ……… 86

顺其自然身体健 ……… 87

健康"八怕" ……… 87

老来乐（二则） ……… 88

人到老年悠着点 ……… 89

老年养心"三字经" ……… 90

养心静与动 ……… 91

简单养心 ……… 91

养心"不"字谣 ……… 91

心静 ……… 91

心理生理亲兄弟 ……… 92

修养与健康 ……… 92

莫恼歌（二则） ……… 93

顺其自然歌 ……… 94

心定战疾病 ……… 94

好身体胜过一切 ……… 95

苦荣知足 ……… 95

知足谣 ……………… 95

"清"字谣 …………… 95

十一、安全与身心健康

自我保护与健康 ……… 96

保密与安康 …………… 97

个人信息安全与健康 …… 97

防诈骗保健康（二则）… 99

防诱骗与健康 ………… 101

外出防骗与健康 ……… 102

防偷盗与健康 ………… 102

防抢劫与健康 ………… 103

办公室防盗 …………… 103

家庭防盗与健康 ……… 104

妇女老人防骗 ………… 105

防网络诈骗与健康 …… 106

防疫情与健康 ………… 107

防邪教与健康 ………… 107

歪理邪教不能信 ……… 107

十二、运动与健康

"动"字谣 …………… 108

散步保健歌 …………… 108

运动与药物 …………… 108

运动浑身轻 …………… 109

锻炼身体（八则）…… 109

勤劳与健康 …………… 110

锻炼与健康 …………… 111

动与静的辩证法 ……… 111

生命在于运动 ………… 111

下篇 养生健康谣

十三、综合养生

养生"十六宜" ……… 114

养生"多"与"少" … 114

一日养生三字经 ……… 114

健康生活三字经

（八则）……………… 116

保青春"常"字谣 …… 119

健康"四大基石" …… 119

保健"四句话" ……… 120

保健"四有"诀 ……… 120

保健"四理念" ……… 120

养生五字歌（三则）…120

一日养生七字谣 ……… 121

一日饮食七字谣 ……… 123

保健"八"字谣 ……… 124

防癌谣 ………………… 124

高血压"十怕"谣······ 125

健康生活"二十点"··· 125

防病"忌"与"健"··· 126

健康应该怎样做······ 126

健康益寿歌······ 127

简单养生谣······ 127

健康生活方式谣······ 127

日常养生歌（二则）··· 129

防治哮喘歌······ 130

健康生活要简单

（三则）······ 130

生活有规律······ 131

健康要记住······ 131

运动要记住······ 131

养生可延年······ 131

生活少与康······ 132

男子发少优势多······ 132

十四、古今名人谈养生

陶弘景话

"久"与"伤"······ 133

陈继儒说养生······ 133

丁甘仁话头发与健康··· 133

康节话健康······ 133

冯梦龙说健康······ 133

黄庭坚话养生······ 134

爱新觉罗·弘历

话养生······ 134

张仲景话饮食养生······ 134

朱锡绶养生法······ 134

谢觉哉养生诀······ 135

杨琛长寿诀······ 135

孙思邈健康长寿谣··· 135

张群养生不老歌······ 135

李秀文养生法······ 136

帅梦奇养生法······ 136

马寅初养生法······ 136

吴西话养生······ 136

苏步青谈养生······ 136

罗明山说保健······ 137

芦晓兰谈防衰老······ 137

十五、饮食与健康

食疗歌（二则）······ 139

养生之"一"歌······ 142

进食需注意······ 142

中药抗衰老歌······ 143

宝塔膳食歌······ 144

食品中的"六宝"…… 145

饮食"十为"…… 146

合理膳食…… 146

养生"一"

与"三"…… 147

节后养生要注意…… 147

"勿多"身体好…… 148

食不厌杂歌…… 148

过犹不及歌…… 148

一日保健…… 148

一日三餐与健康…… 149

饮食比例与健康…… 149

科学选择食品…… 149

健康吃什么（七则）… 150

蔬菜与健康（七则）… 151

水果与健康（三则）… 154

食粥歌…… 155

粥疗歌…… 155

健康怎么吃（六则）… 156

喝汤与健康（四则）… 157

进食快慢与健康

（二则）…… 158

食物"三化"…… 158

食量与健康…… 159

吃"五味"与健康

（三则）…… 159

健康饮食多与少…… 160

四季吃什么（二则）… 160

十六、卫生与健康

卫生要有好习惯…… 161

饮食与卫生（三则）… 161

吃饭不说话…… 162

讲卫生与健康…… 163

防土豆中毒…… 163

防豆角中毒…… 164

防蘑菇中毒…… 164

防豆浆中毒…… 165

防河豚中毒…… 165

防变形杆菌中毒…… 165

食物中毒快速处理法… 165

十七、烟酒与健康

戒烟益寿诀…… 167

烟酒与健康（四则）… 167

酗酒"八害"…… 168

莫喝酒…… 168

快戒烟…… 168

戒烟歌 ············ 169

戒酒歌（二则） ···169

少饮酒 ············ 170

酒色财气诗（二首） ···170

酒箴 ············ 170

十八、环境与健康

四季四防 ············ 171

穿戴与健康 ············ 171

环境与健康（六则） ···172

阳光与健康 ············ 173

声色与健康 ············ 173

住房与健康 ············ 174

家庭绿化与健康 ············ 174

十九、气候与健康

天气与穿戴（三则） ···175

孙真人四季饮食歌 ············ 175

四季谈饮食 ············ 176

四季养生 ············ 176

泡脚歌 ············ 176

四季与洗脚 ············ 177

朱丹溪与四季养生 ············ 177

防风与健康 ············ 177

四季养生歌 ············ 178

张景岳谈四季养生 ······ 179

冬夏养生 ············ 180

冬病夏治歌 ············ 180

孕妇一至九月

养生歌 ············ 180

二十、睡眠与健康

当心睡不好 ············ 181

睡觉好（四则） ···181

睡前洗脚 ············ 182

睡觉"六不" ············ 182

睡觉有讲究（二则） ···182

睡眠诀 ············ 183

上网熬夜杀人刀 ············ 183

二十一、性生活与健康

好妻胜良药 ············ 184

适当与健康 ············ 184

《千金要方》语录 ······ 184

李鹏飞话性事

（二则） ············ 184

性事三字经 ············ 185

房事"七戒" ············ 185

少思寡欲身体好 ············ 185

养身要寡欲 ············ 186

惜精养生 ·········· 186

年龄与房事 ·········· 186

少欲与健康 ·········· 186

上古人的房事经 ······· 187

饮食与房事 ·········· 187

《摄生三要》

房事语录 ·········· 187

戒色（二则） ·········187

二十二、防病与健康

生病怎么办 ·········· 189

人生"四最" ·········· 189

生活与健康 ·········· 189

关心你的健康 ·········· 189

保脚与健康 ·········· 190

习惯与健身

（四则） ·········191

健康常识 ·········· 191

物极必反 ·········· 191

日常生活防癌歌 ········ 192

攻克顽症有信心 ········ 192

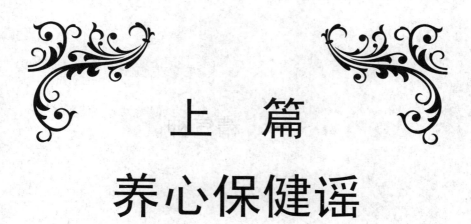

上 篇
养心保健谣

一、精气神

精气神

天、地、人各有"三宝"：
天有三宝，日、月、星；
地有三宝，水、火、风；
人有三宝，精、气、神。

我的精气神

人活精神马驾辕，
若有心劲赛神仙；
人生要有大目标，
精神百倍向上攀。

神氣精 三人
寶有

有了目标增心劲，

若有心劲精神添，

瞄准目标使劲干，

不吃不喝也心甘。

人生若是没目标，

浑身没劲懒散软，

贪图吃喝找气生，

自己没趣他人烦。

吕洞宾谈"精气神"

寡嗜欲以养精，

寡言语以养气，

寡思虑以养神。

精生气，气主神，

神自灵也。

是故精绝则气绝，

气绝则命绝也，

是故精、气、神，

人身之三宝也。

陶弘景谈"精气神"

道者，气也；

保气则得道，

得道则长存。

神者，精也；

保精则神明，

神明则长生。

精者，血脉之川流，

守骨之灵神也。

地人天物

灵杰宝华

精去则骨枯，骨枯则死矣。

是以为道务实其精。

——南朝·陶弘景

陆九渊谈"精气神"

精神不运则愚，

血脉不运则病。

——南宋·陆九渊

文化与科学

古人常传一句话，

没有疾病也害怕。

"七十三岁，八十四，

阎王不叫自己去。"

以偏概全编此句，

这个说法无根据；

因为顺口传开去，

人活到此都讳忌。

心态要好莫畏惧，

相信科学硬道理；

生老病死皆规律，

就是三百也要去。

只要明白此道理，

面对生死何所惧；

勤勤恳恳度人生，

保养身体莫忘记。

三分治病七分养，

加强锻炼固根基；

身子越活越结实，

小鬼阎王哪敢欺。

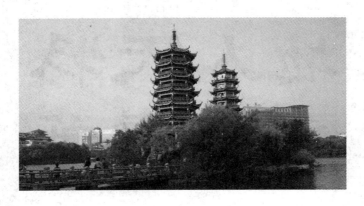

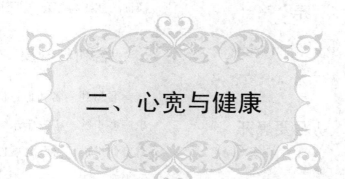

二、心宽与健康

多与好

钱多衣多，不如仁多；

房宽楼宽，不如心宽；

千好万好，不如心好；

金杯银杯，不如口碑。

自己的事自做主

善于学习，勤于劳动，

肯于活动，多于锻炼。

自己身体，自己做主，

保证健康，疾病不入。

英雄气概，死神却步，

活出人样，百岁自如。

静养心

常有小疾则慎疾，

常亲小劳则身健。

万般补养皆虚伪，

唯有静心是要规。

心态与健康

怒伤肝，喜伤心，

思伤脾，忧伤肺，

恐伤肾，过生智，

福生懒，贫生志，

心态平和可长寿。

养心铭

耳无妄听，口无妄言，

身无妄动，心无妄念。

劝君要想开

出生一张纸，开始一辈子；

毕业一张纸，奋斗一辈子；

婚姻一张纸，折腾一辈子；

做官一张纸，斗争一辈子；

股票一张纸，起伏一辈子；

金钱一张纸，辛苦一辈子；

借钱一张纸，结仇一辈子；

荣誉一张纸，虚名一辈子；

看病一张纸，花钱一辈子；

悼词一张纸，了结一辈子。

名利与健康

莫言名与利，名利是身仇。

患病多于欲，害身于未备。

富贵何足惜，贫贱何戚戚。

一为利所驱，至死不得息。

虚名浮利浓于酒，

醉得人心死不醒。

养心"三戒"

少年之时，血气未定，

戒之在色；

壮年之时，血气方刚，

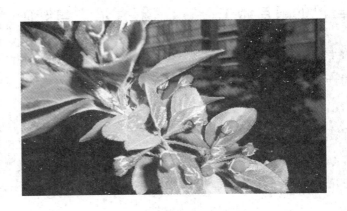

戒之在斗；

老年之时，血气既衰，

戒之在得。

养心胜药补

名医难治心头病，

心病终需心药医。

海边一站病邪除，

养心养性胜药补。

治病先治心

治病必先治心，

药疗必先心疗。

药补不如食补，

健康莫忘心补。

千保健，万保健，

心态平衡是关键。

好了歌（二则）

（一）

世人都晓神仙好，

唯有功名忘不了，

古今将相在何方？

荒冢一堆草没了。

世人都晓神仙好，

只有金银忘不了，

生来只盼银聚多，

待到多时眼闭了。

世人都晓神仙好，

唯有娇妻忘不了，

君生日日说恩情，

君死又随人去了。

世人都晓神仙好，

只有儿孙忘不了。

痴心父母古来多，

孝顺儿孙谁见了？

摘自《红楼梦》

（二）

新编《好了歌》

世人都想健康好，

唯独忧愁去不了！

虽说补品不离口，
岁至半百就老了。

世人都望活得好，
只有"五子"[1]忘不了！
奈何"五子登科"时，
只剩皮包骨头了。

世人都晓身体好，
唯有口福丢不了！
等到疾病发作后。
悔恨贪吃已迟了。

世人都知长寿好，
只有功名忘不了！
可惜功成名就后，
金银山下栽倒了。

[注]〔1〕"五子"通常指位子、票子、
房子、妻子、儿子。

戒 气

莫使强梁逞技能，
挥拳挽袖弄精神。

一时怒发无明穴，
到后忧煎祸及身。

莫太过，免祸根，
劝君凡事放宽情。
该撒手时须撒手，
得饶人处且饶人。

气 箴

不忍不忿，大谋必紊。
来逆受顺，岂笑尺寸。
项羽当年力拔山，
八千子弟战征酣。
鸿门宴后乌江败，
唤到虞兮事可叹。

忍耐歌

气是无名火，不可不忍耐。
忍则身无辱，耐则身无害。
不忍或不耐，小事反成大。
争讼上公门，未卜成与败。
费尽金和银，烦恼一大块。

何不忍一些，快活常自在。

百忍歌

百忍歌，歌百忍，

忍是大人之气量，

忍是君子之根本。

　能忍夏不热，

　能忍冬不冷：

　能忍贫亦乐，

　能忍寿亦永。

　贵不忍则倾，

　富不忍则损；

不忍小事变大事，

不忍善事终成恨：

父子不忍失慈孝，

兄弟不忍失爱敬；

朋友不忍失义气，

夫妇不忍起纷争；

　刘伶败了名，

　只为酒不忍；

　陈灵灭了国，

　只为色不忍；

　石崇破了家，

　只为财不忍；

　项羽送了命，

　只为气不忍。

忍得语言免是非，

忍得争斗消仇恨；

忍得人骂不回口，

他的恶口自安静；

忍得人打不回手，

他的毒手自没劲；

须知忍让真君子，

莫说忍让是愚蠢；

忍时人只笑痴呆，

忍过人自知修省；

就是人笑也要忍，

莫听人言便不忍；

世间愚人笑的忍，

上天神明重的忍；

我若不是固要忍，

人家不是更要忍；

事来之时最要忍，

事过之后也要忍；

人生不怕百个忍，

人生只自一不忍；
不忍百福皆雪消，
一忍万祸皆灰烬。

百忍成金

什么事情看不过，
面红耳赤气冲冲。
无端百事心火动，
何须怒气在心中？
事情总会有解决，
不要弄得面皮红。
记住百忍便成金，
遇事无须太冲动。
凡事应以和为贵，
有误都可以交流。
四海之内皆兄弟，
无谓冰炭不相容。
覆字能解万种仇，
莫把仇恨来深种。
大事若能化小事，
小事很快便无踪。
只要一人让一步，

大家心里乐融融。
表现自己有大量，
才是真正有威风。
能有修养谓之勇，
处事温柔最有用。
顾全大家都体面，
日后定有好相逢。
平心静气想一想，
安静令人百事通。
水落自然见石出，
闲气争染过眼空。
试问谁人没有错，
可容人处且相容。
谅解对方的过失，
赢得对方深感动。
山水也有相逢日，
人生何处不相逢？

治心病

自心有病自心知，
身病也需心药医。
心境静时神亦静，

心生还是病生时。

——摘自《百寿图》

长寿歌

昔有行路人，海滨逢十叟。

年皆百余岁，精神加倍好。

诚心前拜求，何以得高寿？

一叟捻须曰：我不涵旨酒。

二叟笑哈哈：饭后百步走。

三叟颔首频：淡泊甘蔬糗。

四叟拄石杖：安步当车久。

五叟整衣袖：服劳自动手。

六叟运阴阳：太极日月走。

七叟摩巨鼻：空气通窗牖。

八叟扶赤颊：沐日令颜黝。

九叟扶短须：早起亦早休。

十叟轩双眉：坦坦无忧愁。

善哉十叟词，妙诀一一剖。

若能遵以行，定能登上寿。

十寿歌

一要寿，横逆之来欢喜受。

二要寿，灵台密闭无情窦。

三要寿，艳舞娇歌摒左右。

四要寿，远离恩爱如仇寇。

五要寿，俭以保贫常守旧。

六要寿，平生莫遣双眉皱。

七要寿，浮名不与人争斗。

八要寿，对客忘言娱清昼。

九要寿，谨防坐卧风穿牖。

十要寿，断酒莫教滋味厚。

——清·褚人获

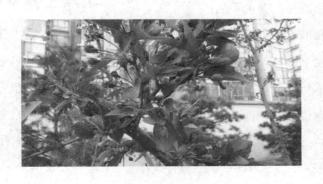

三、名人养心谣

宽心谣

日出东海落西山，

愁也一天，喜也一天；

遇事不钻牛角尖，

人也舒坦，心也舒坦；

每月领取养老钱，

多也喜欢，少也喜欢；

少荤多素日三餐，

粗也香甜，细也香甜；

新旧衣服不挑拣，

好也御寒，赖也御寒；

常与知己聊聊天，

古也谈谈，今也谈谈；

内孙外孙同样看，

儿也心欢，女也心欢；

全家老少互慰勉，

贫也相安，富也相安；

早晚操劳勤锻炼，

忙也乐观，闲也乐观；

心宽体健养天年，

不是神仙，胜似神仙。

——赵朴初

息斋居士养生谣

饮食有节，脾胃不泄；

调息寡言，肺金自全；

动静以敬，心火自定；

宠辱不惊，肝木自宁；

恬然无欲，肾水自足。

——明·息斋居士

克服养心"五难"谣

名利不去为一难，

喜怒不除为二难，

声色不去为三难，

滋味不绝为四难，

神虑精散为五难。

——三国魏·嵇康

陶弘景"少"字养心法

少思、少念、少欲、

少事、少语、少笑、

少愁、少乐、少喜、

少怒、少好、少恶，

行此十二步，养生之都契也。

——南朝·陶弘景

《养性延命录》

《黄帝内经》养心谣

正气存内，邪不可干；

邪之所凑，其气必虚。

陶弘景养心"十谨"

一曰啬神，二曰爱气，

三曰养形，四曰导引，

五曰言语，六曰饮食，

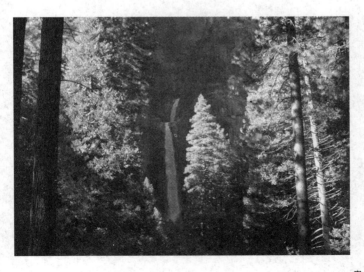

七曰房室，八曰反俗，

九曰医药，十曰禁忌。

——南朝·陶弘景《养性延命录》

陶弘景和谐养心法

形生愚智，天也；

强弱寿夭，人也。

天道自然，人道自己。

——南朝·陶弘景

《援生四书》谈心情与健康

喜怒损性，哀乐伤神，

性损则害生，故养性以全气。

保神以安身，气全身平，

身安神逸，此全生之诀也。

温革养心法

避暑要有法，

不在泉石间。

宁心无一事，

便到清凉山。

——宋·温革

曾国藩养心"四要"歌

要息必归海，要视必垂帘，

要食必淡节，要眠必虚恬。

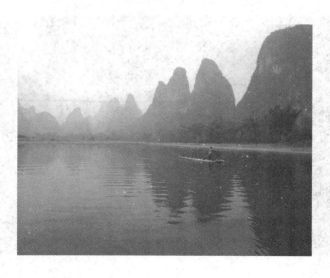

葛洪谈养心

才不逮，强思之，

力不胜，强举之，

伤心身也甚矣。

——东晋·葛洪

张紫阳谈养心

（人生养心要看开）

人生虽有百年期，

寿夭穷通莫预知。

昨日街头方走马，

今朝棺内已眠尸，

妻财遗下非君有，

罪业将行难自欺。

大药不求争得遇，

遇之不炼更迷痴。

——宋·道学家张紫阳

邵雍养心"三惑"

老而不歇是一惑，

安而不乐是二惑，

闲而不清是三惑，

三者之惑自戕贼。

——北宋·邵雍

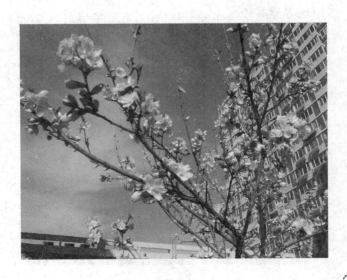

张群致寿"五养"

一是养身，二是养心，三是养慧，

四是养量，五是养望。

——民国·张群

养心"三戒"

一戒大怒，二戒大欲，

三戒大醉，三戒之中，

大怒为首，不可轻视。

胡文焕养心法

戒暴怒以养其性，

少思虑以养其神，

省言语以养其气，

绝私念以养其心。

——明·胡文焕

《钱公良测语》养心法

大怒不怒，

大喜不喜，

可以养心。

——《钱公良测语》

养心忌"十二多"

多思则神殆，

多念则志散，

多欲则志昏，

多事则形劳，

多语则气亡，

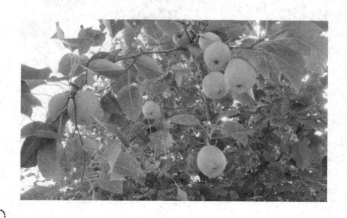

多笑则脏伤，

多愁则心慑，

多乐则语溢，

多喜则志忘昏乱，

多怒则百脉不定，

多好则专迷不理，

多恶则憔悴无厌。

——唐·孙思邈

孙思邈养心名言

养老之要：耳无妄听，

口无妄言，身无妄动，

心无妄念，此皆有益老人也。

——唐·孙思邈

苏轼养心法

安则物之感我者轻，

和则我之应物者顺，

外轻内顺而生理备矣。

——北宋·苏轼

师龙乘养心法

无事不可先迎，

遇事不可过忧，

既事不可留住，

听其自来，应以自然，

任其自去，禁愤去惧，

好乐忧患，皆得其正，

此养心之法也。

——清·师龙乘

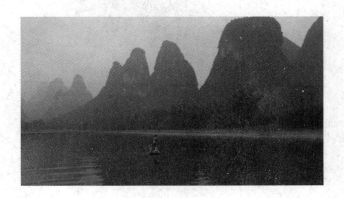

石天基养心法

常存安静心，常存正常心，

常存欢喜心，常存善良心，

常存和悦心，常存安乐心。

——清·医学家石天基《长生秘诀》

万全养心法

暴喜伤心，暴怒伤肝，

暴恐伤肾，过衰伤肺，

欲不可纵，欲纵成灾；

乐不可极，乐极生衰。

使心常清常静，

常为性情之主。

——明·万全《养生四要》

龚廷贤养心法

惜气存精更养神，

少思寡欲勿劳心。

——明·龚廷贤《寿世保元》

邹铉养心十法

一者少言语，养内气；

二者戒色欲，养精气；

三者薄滋味，养血气；

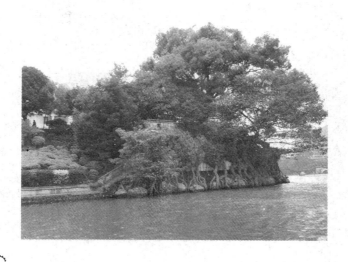

四者咽津液，养脏气；

五者莫嗔怒，养肝气；

六者美饮食，养胃气；

七者少思虑，养心气。

人由气生，气由神往，

养气全神，可得真道。

——元·邹铉

陶弘景养心法

少不勤行，壮不竟时；

长而安贫，老而寡欲；

闲心劳形，养生之方也。

——南朝·陶弘景

开心一刻

5星级酒店的钟表

房客对5星级酒店大厅的经理说：你们的房费那么贵，就不能花点钱买个质量好的钟表？

大厅经理：我们酒店的钟表质量都是很好的。

房客：好个屁啊！墙上的六个钟表，没有两个时间是一样的！

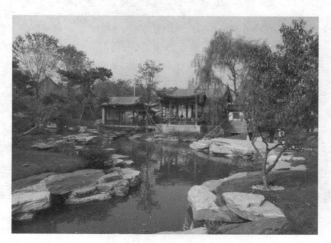

《养性延命》养心法

人欲小劳但莫至疲，
及强所不能堪胜耳。
——南朝·陶弘景
《养性延命》语录

梅兰芳养心法

精神畅快，心气和平。
饮食有节，寒暖当心。
起居以时，劳逸均匀。

《格言联璧》谈养心 (三则)

（一）

少思虑以养心气，
寡色欲以养肾气，
勿妄动以养骨气，
戒嗔怒以养肝气，
薄滋味以养胃气，
省言语以养神气，
多读书以养胆气，
顺时令以养元气。

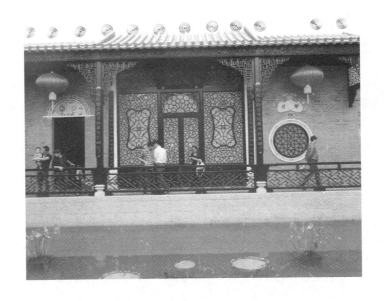

（二）

心神欲静，骨力欲动，

胸怀欲开，筋骸欲硬，

脊梁欲直，肠胃欲净，

舌端欲卷，脚跟欲定，

耳目欲清，精魂欲正。

（三）

木有根则荣，根坏则枯；

鱼有水则活，水涸则死；

灯有膏则明，膏尽则灭；

人有真精，保之则寿，

戕之则夭。

《管子·内业》谈养心

天主正，

地主平，

人主安静。

——春秋《管子·内业》

《黄帝内经》谈养心

顺四时而适寒暑，

和喜怒而安居处，

节阴阳而调刚柔。

——《黄帝内经·灵枢》

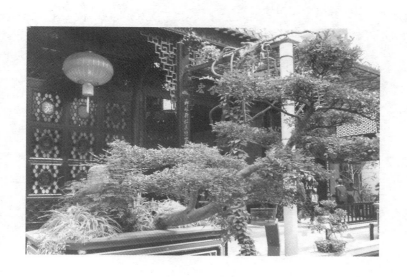

蓝祥养心《贺寿诗》

星孤昭瑞应交南，

陆地神仙纪姓蓝。

百岁春秋卌年度，

四朝雨露一身罩。

烟霞养性同彭祖，

道德传心问老聃。

花甲再周衍无极，

长生宝眷丽琅函。

——清·蓝祥（145岁）赐《贺寿诗》

袁坤仪养心法

欲定不欲乱，

欲聚不欲散。

——明·袁坤仪《摄生三要》

刘完素养心法

血气者人之神，

不可不谨养也。

——元·刘完素《素问玄机原病式》

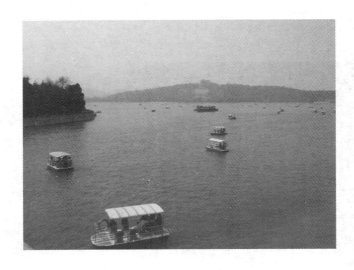

胡文焕养心法

戒暴怒以养其性，

少思慈以养其神，

省言语以养其气，

绝私念以养其心。

——明·胡文焕

张湛养心法

多思则神殆，

多念则志散，

多欲则损智，

多事则形疲。

——唐·张湛《养生要集》

葛洪养心法

忍怒以全阴气，

抑喜以养阳气。

——晋·葛洪《抱朴子》

庄炎林养心法

进取有乐，知足常乐，

先苦后乐，自得其乐，

助人为乐，与众同乐。

——庄炎林《六六赠言》

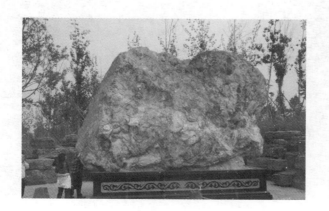

董仲舒养心语录（二则）

（一）

仁人之所以多寿者，

外无贪者而内清静，

心平和而不失中正，

取天地之美以养其身。

（二）

养生大忌者，乃在爱生气，

气从神而成，神从意而出。

——西汉·董仲舒《春秋繁露》

《黄帝内经》说"气"

正气存内，邪不可干；

邪之所凑，其气必虚。

——《黄帝内经》

张学良养心法

心胸坦荡，意志坚强；

经常运动，锻炼身体；

起居有时，饮食节制；

观花读书，修身养性；

广交朋友，自寻快乐。

——张学良（101岁）

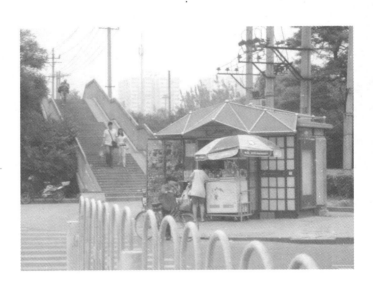

晏济元养心法

质朴自然，心理健康；

脑体并用，心地敞亮。

——晏济元（105岁）

朗静山养心法

不胡思乱想，不发脾气，

做事不急，顺其自然。

——朗静山（104岁）

刘海粟养心法

宠辱不惊，事放得下，

心胸豁达，就是要忘。

——刘海粟（100岁）

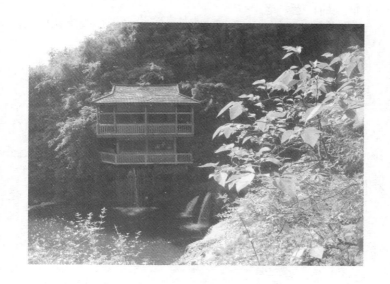

四、数字养心谣

养心"一字谣"

笑一笑，十年少。

愁一愁，白了头。

恼一恼，老一老。

让一让，胖一胖。

愁一愁，丑一丑。

耐一耐，快一快。

烦一烦，难一难。

哭一哭，轻一轻。

养心记住这些"一"

放松心情，停一停，

工作是干不完的；

身外之物，看一看，

钱财是赚不够的；

看不惯的世俗，

静一静，顺其自然；

生不完的闷气，

说一说，心胸宽广；

接不完的应酬，

辞一辞，有益健康；

尽不完的孝心，

走一走，回家看看；

还不完的人情，

掂一掂，量力而行；

走不完的前程，

缓一缓，漫步人生。

文化养心"二字谣"

言语：谦虚，亲切，赞许；

处世：乐观，合群，互助。

兴趣：读书，音乐，旅行。

待人：轻松，幽默，体贴。

饮食：均衡，营养，节制。

祛病：静心，动体，养气。

智慧：广闻，深情，活用。

学问：倾听，记忆，思辨。

交友：喜欢，投缘，关爱。

幸福：吃香，睡实，如愿。

养心"三字谣"（二则）

（一）

人在世，活一辈，

身心健，第一位。

勤锻炼，莫贪睡，

常用脑，防衰退。

劳与逸，巧搭配，

戒吸烟，酒别醉。

多素食，少腻味，

多欢乐，少流泪。

讲和气，少作对，

心态好，最可贵。

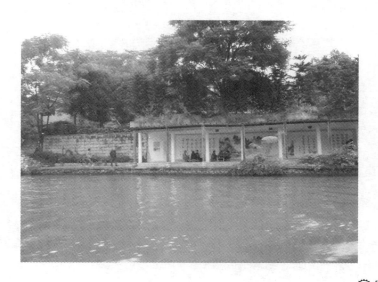

老朋友，新伙伴，

有时间，常聚会。

品茶水，讲故事，

忘烦恼，找乐子。

跟时代，随社会，

保健康，活百岁。

（二）

心胸宽，人快活；

心胸窄，忧愁多。

人世间，有不平；

纵七情，能致病。

不悲观，不消沉；

心开朗，胸襟宽。

乐陶陶，精神好；

烦躁躁，要病倒。

脾气躁，催人老；

善制怒，变年少。

闲生非，闷生病；

自找病，自受痛。

心绪好，益寿高；

生闷气，气成病。

笑开口，春常在；

笑一笑，十年少。

笑笑笑，通七窍；

情绪高，体格好。

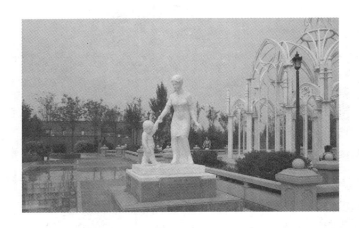

生气有"四害"

血压变高，血脂变稠，
血色变紫，血管变细。
引发脑塞，心肌梗死！

养心"四宽"

楼高房宽，不如心宽；
车豪路宽，不如眼宽。

养心"四不"诀（三则）

（一）

不急躁——忍耐是福；

不发怒——心平气和；

不压抑——自劝自解；

不幻想——把握现实。

（二）

养神健脑，节欲健脑，
饮食健脑，运动健脑，
睡眠健脑，气功强脑，
按摩益脑，娱乐醒脑，
合理用脑，中药补脑。

（三）

离休退休，生活变迁。
退出舞台，进入家庭。

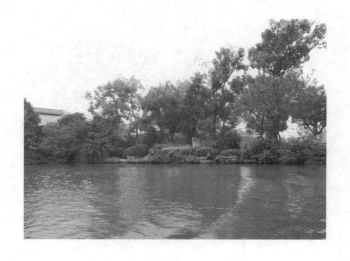

空间变小，时间变长。

孤独失落，苦闷彷徨。

情绪消极，索然无趣。

长此以往，伤害身体。

走出低谷，振奋情绪。

想方设法，采取措施：

去掉消极，寻找兴奋；

提高自制，调整期望；

改变思路，善于宣泄。

养心"四愈"

良好的决断愈多，

幸福的生活愈美，

抗病的能力愈强，

健康的状况愈好。

健康要"四习"

习勤成乐，

习乐养心，

习逸成惰，

习惰成疾。

养心"四无妄"

养心耳无妄听，

保健口无妄言，

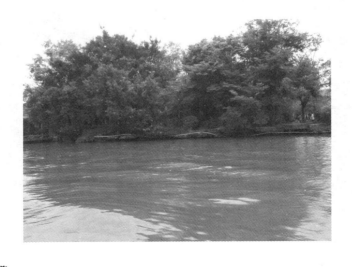

健康身无妄动，

长寿心无妄念。

养心五字谣（二则）

（一）

若要想健康，思想要重视。

财为身外物，不正勿贪求。

遇事勿发怒，性情要温柔。

劳逸相结合，锻炼恒持久。

若能照此作，健康又长寿。

（二）

祖国山河美，夕阳无限好。

工资月月有，吃喝不发愁。

钱少也心宽，社会好平安。

天天转一转，心情赛神仙。

人生六明白

权力是一时的，

财产是后人的，

健康是自己的，

知识是有用的，

情谊是珍贵的，

声誉是长远的。

养心要"六然"

凡事顺其自然，

遇事处之泰然，

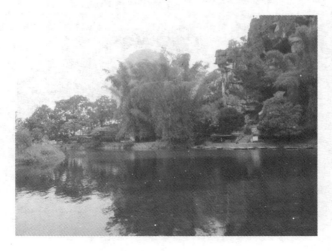

得意之时淡然，

失意之时坦然，

艰辛曲折理然，

历尽沧桑悟然。

养心"六炼"

认识炼的意义，

实践修炼活动，

养成修炼习惯，

坚持锻炼身体，

不断磨炼意志，

获得修炼成果。

养心要"六利"

有利国家，有利民族，

有利人民，有利社会，

有利集体，有利个人。

养心七字歌（二则）

（一）

世界是个大舞台，

大众表演走上来；

自从出生到故去，

一幕一幕来演戏；

A演B演大家演，

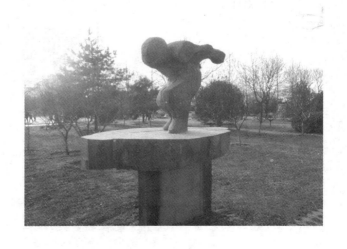

好赖都得演下去；
同台演出一场戏，
因为有缘才相聚；
遇到一起不容易，
是否应该去珍惜；
为了小事发脾气，
回头想想又何必；
别人生气我不气，
气出病来无人替；
我若气死谁如意，
细细品味硬道理；
进步快慢不要比，

钱多钱少不要气，
邻居亲朋各有戏，
儿孙琐事由他去，
和和气气在一起，
同演好戏有福气。

——清·阎敬铭

（二）

人生就是一场戏，
因为有缘来相聚；
为些小事生闷气，
静心想想又何必；
他人气我我不气，

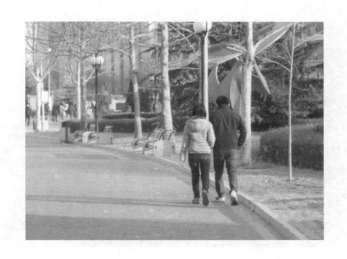

倘若生气谁如意；

气出病来无人替，

自己难受家人急；

费事花钱又费力，

前奔后跑把病医，

医说气病治非易；

气之危害太可惧，

诚恐因气夺命去；

我今品过气中意，

不气不气真不气；

别人气我我不气，

我不气人表善意；

心情不顺也不气，

调整心态好主意；

大千世界讲人气，

细想谁都不容易；

精诚团结都不气，

和睦共处增福气。

——清·阎敬铭

（编者略有修改）

养心八句话

不要攀，不要比，

不要自己气自己。

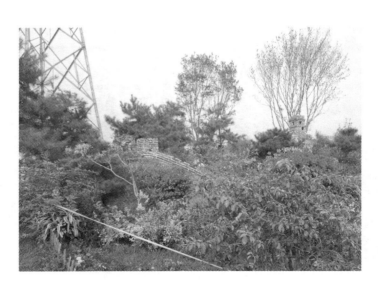

少说话，多干活，

群众心里有秤砣。

少吃盐，多吃醋，

不打麻将多散步。

按时睡，按时起，

跑步游泳健身体。

夫妻爱，子女孝，

家和比啥都重要。

官再大，钱再多，

阎王照往土里拖。

行点善，积点德，

心里常念佛弥勒。

吃点亏，吃点苦，

傻点笨点也是福。

养心九字谣

遇事，三分忧虑七分欢；

外出，三分坐车七分行；

健身，三分娱乐七分练；

穿着，三分凉意七分暖；

交际，三分性急七分宽；

吃饭，三分肚肌七分饱；

吃菜，三分咸度七分淡；

饮食，三分荤菜七分素。

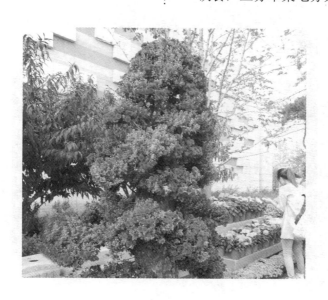

养心要"十种气"

少思虑以养心气，

多读书以养胆气，

勿妄动以养骨气，

省言语以养神气，

薄滋味以养胃气，

戒嗔怒以养肝气，

寡色欲以养肾气，

顺时令以养元气，

常咽津以养脏气，

美饮食以养精气。

养心保健"十二知"

知足：心态平衡，知足常乐。

知乐：寻找爱好，不知烦恼。

知动：不能懒惰，适当运动。

知静：心静如水，安静致远。

知养：修身养性，健身养心。

知食：饮食有节，食养益寿。

知眠：起居有时，神养健康。

知爱：爱说爱笑，施爱他人。

知忍：豁达大度，屈伸自如。

知进：保持进取，与时俱进。

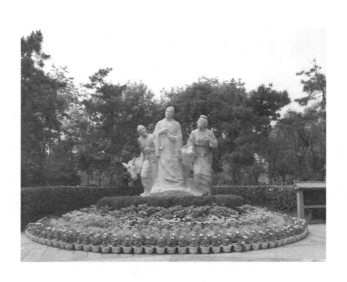

知恒：健身有恒，益寿延年。

知福：知足常乐，健康是福。

健康十二字

心情重要，最好的方法是心疗；
宁静致远，最好的途径是宁静；
久病成医，最好的医生是自己；
健康运动，最好的方式是步行。

养心十三字

保健康，养好心，
心理健康是真理。

有爱心，不上火，
心胸开阔欢乐多。

不要攀，不要比，
不要自己气自己。

保青春，养天年，
合家幸福到永远。

父是天，母是地，
孝敬父母要牢记。

夫妻爱，子女孝，
家和比啥都重要。

多行善，多积德，
环境和谐幸福多。

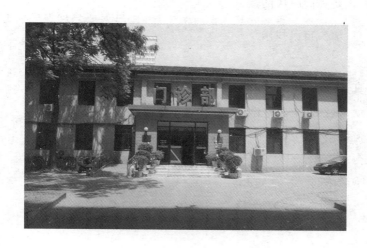

五、心态与健康

心态好，身体好（四则）

（一）

生活上适度，

精神上大度。

要想健康快活，

学会自己找乐。

（二）

真人之心，如珠在渊。

众人之心，如泡在水。

得而不喜，失而不忧。

得意淡然，失意泰然。

嗜欲浓时，快速斩断。

气正盛时，要按捺住。

（三）

保持心态安逸，

遵循健康规律。

务必限酒戒烟，

适量活动锻炼。

注重生理保健，

精力充沛饱满。

杜绝疾病发生，

健康长寿百年。

（四）

莫把烦恼放心头，

免得未老先颓头；

莫把闲事放心头，

免得少年白了头；

只要忘记宠与辱，

健康长寿乐悠悠。

知足有助健康

春看百花秋赏月，

夏沐凉风冬踩雪，

心中若无烦恼事，

便是人生好时节。

现代社会真正好，

各种香花常年有，

空调凉热足享受，

还有什么不满足。

励志与健康

非淡泊无以明志，

非宁静无以致远。

卒然临之而不惊，

无故加之而不怒。

家无仓廪储，也能养气塞天地，

心装大宇宙，谈吐自能成虹霓。

寿命哲理

智力的发展取决于身体的健康，

身体的健康取决于心理的健康，

寿命的长短和精力的虚耗成正比，

寿命的延长和心情的悲哀成反比。

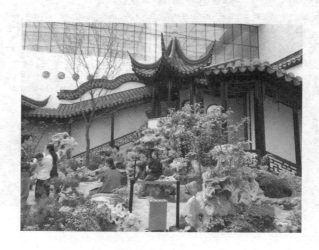

养心与健康

养生孰为本，
元气不可亏；
养生孰为先，
健康须乐观。

想得开　心情好

官位牵缠不自由，
金钱萦绊几时休？
心情放宽留余地，
免致中年早白头。

无求寿自长

心笑不妨闲度日，
无忧无虑顺自然。
福不期求而自得；
寿不期长而自长。

心理健康身体好

心中病，防为早，
心理健康身体好。
气平衡，最重要，
情绪稳定疾病少。

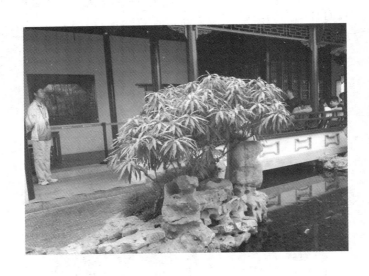

调心理，寻逍遥，
适应环境病难找。
人生气，易衰老，
适当宣泄要欢笑。
想得宽，童颜到，
心胸狭窄促人老。
事不急，怒不要，
心平气和没烦恼。

心宽气顺寿命长

红尘白浪两茫茫，
百年人生戏一场。

从来弩硬弦先断，
每见钢刀刃先伤。
是非不必你我争，
彼此何须论短长。
吃亏是福有何害，
让他三分又何妨。
麝因香贵身先死，
蚕为丝多命早亡。
休争好胜莫逞强，
心宽气顺寿命长。

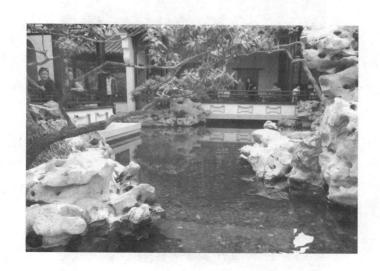

制怒谣

气者发之于情，
止气源之于理。
君若能以试之，
逢凶化吉安康。

心态"中"字歌

福在健康中，悲在心病中，
祸在无知中，苦在疾病中，
乐在健康中，笑在幸福中。

开心一刻

什么时候少吃

毛毛爱吃糖果，结果牙齿坏了不少。

奶奶问他："你什么时候能少吃点糖？"

"二月份"

"为什么是二月份？"

"因为二月份是一年当中最短的一个月！"

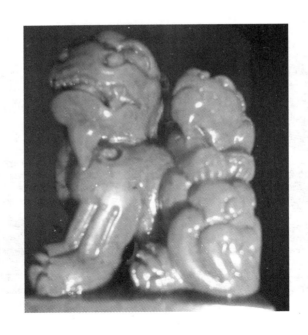

心胸与长寿

心胸大度能行船，
健康长寿过百年。
心胸宽阔开飞机，
健康长寿一百一。

心宽歌

遇到啥事别生气，
生气气的是自己。
心胸大度是君子，
心宽体健是福气。

心灵与健康

健康身体是心灵的厅堂，
多病之身是精神的牢房。
生病是对自己不负责任，
治病是为社会增加负担。

健康"生"字歌

生存需要健康，
生病全怨自己，
生命需要快乐，
生活创造故事。

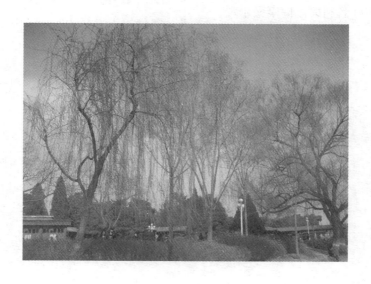

长寿与健康

长寿不健康，生活如糟糠。

长寿又健康，老来不遭殃；

本人无痛苦，家人无悲伤。

事业天天上，心情好荡漾，

全家都高兴，安乐健而康。

名利与健康

名大折人寿，苦思减天年；

劝君少出名，名是锁身链；

劝君少求利，利是焚身钱；

破好名利关，健康又乐观。

知足与健康

不要攀，不要比；

不要自己气自己。

人与人，有差异；

智商机遇不可比。

顺其自然心态好，

知足常乐是福气。

想得开

天地与我并生，

万物与我为一，

有志不在年高，无志空活百岁。

生者为过客，死者为归人。

——唐·李白

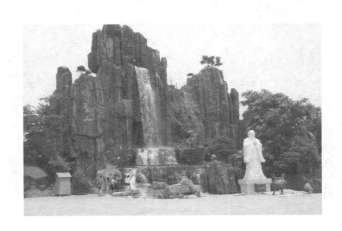

想开好

生死天地之常理，

畏者不可以苟免，

贪者不可苟得也。

——北宋·欧阳修

心宽天地宽

房宽车宽，不如心宽。

多愁多病，越愁越病。

心宽体胖，勤劳健壮。

性格开朗，疾病躲藏。

心宽歌

人要活好，可别心小；

善于制怒，寿岁无数。

说说笑笑，通通七窍。

笑口常开，青春常在。

心情常好，百病不找。

心宽身体好（二则）

（一）

看不惯可视而不见；

听不惯可充耳不闻，

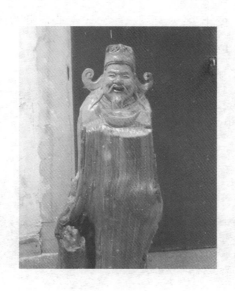

心胸宽大可盛舰船，
健康长寿能过百年。

（二）

心胸宽，人快活；

心胸窄，忧愁多；

人世间，有不平；

纵七情，能致病；

不悲观，不消沉；

心开朗，精神振；

乐陶陶，精神好；

烦躁躁，要病倒；

脾气怒，催人老；

善制怒，变年少；

闲生非，闷生病；

自找病，自受痛；

心情好，大有益；

生闷气，气成疾；

笑开口，春常在；

笑一笑，十年少；

笑笑笑，通七窍；

情绪高，体格好。

管事与健康

多管闲事生气多，
少管闲事生气少，
不管闲事少费神，
心情舒畅身体好。

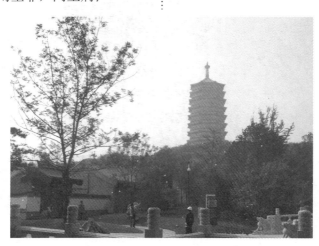

心静与健康（二则）

（一）

归根曰静，静曰复命。

无视无听，抱神以静。

形将自正，心清必静。

毋劳女形，毋摇女精。

毋要贪色，乃可长生。

（二）

存谓存我之心神，

想谓想我之身心。

闭目即见我之目，

收心即见我之心。

知足就是福

贪欲是种病，知足可得福。

想想疾病苦，无病即是福。

想想饥寒苦，温饱即是福。

想想残疾苦，平安即是福。

想想乱世苦，安逸即是福。

想想牢狱苦，自由即是福。

无病无灾就是福

莫叹自己命不好，

还有他人命更糟；

为非作歹众人恨，

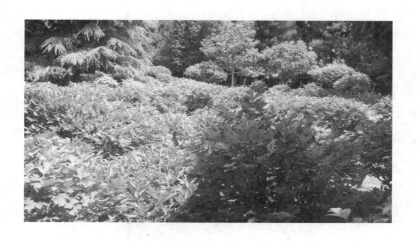

多愁多虑不知足。
为人在世一辈子，
无病无灾就是福。
烦恼只是想不开，
知足常乐就是福。

乐观与长寿

人逢喜事精神爽，
闷在心头瞌睡多，
快快活活保健康，
气气恼恼形成病。

开心一刻

男人和女人都专一

女人鄙视男人：你们男人还真专一。

18岁的喜欢18岁，

28岁的喜欢18岁，

38岁的喜欢18岁，

48岁的还是喜欢18岁，

……

男人鄙视女人：你们女人也真专一。

18岁的喜欢有钱的，

28岁的喜欢有钱的，

38岁的喜欢有钱的，

48岁的还是喜欢有钱的，

……

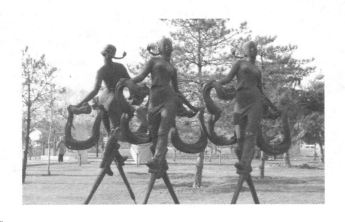

帅哥征婚

一个1.8米的90后帅哥贴广告征婚，一女电话联系。

男："我身高体重你都了解了吧！我的要求很简单，请问你的身材怎么样？"

女："175。"

帅哥"嗯"了声，觉得175的身高正好，于是就约好了见面。

一天后的中午，某帅哥在人民广场大号："尼玛，175斤啊！"

长寿需心宽

忍字在先不生气，
忘字在后不记仇，
社会和谐要包容，
快乐长寿需心胸。

长寿先养心

要想长寿先养心，
心态健康是福根：
长寿之心人人有，
唯有心宽可长寿。

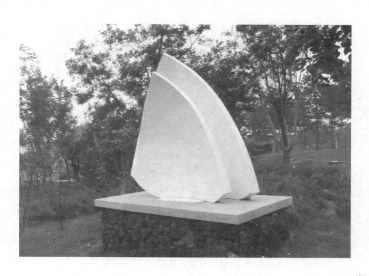

健康需明白（五则）

（一）

遇怒不要恼，
遇难莫急躁。
情急百病生，
情舒百病跑。

（二）

遇事不要恼，
长生永不老。
不怕赚的少，
就怕走得早。

（三）

家有黄金千万吨，
一日不过只三顿。
纵有千万平米房，
睡觉不过一张床，
官再大，钱再多，
火葬场里照样拖。
只要你心想明白，
不贪不惊心快活。

（四）

身体要健康，吃饭睡觉香。
个人少受罪，家人少受累，
节省医药费，造福全社会。

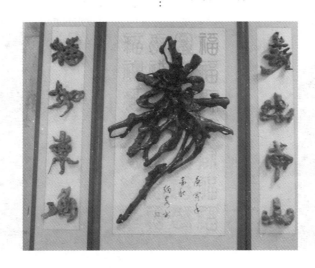

（五）

权势是暂时的，健康是长久的，

愚蠢的人勾心斗角，争权夺利；

聪明的人大度能忍，健康快乐。

豁达与健康

千养生，万养生，

心理平衡是真经。

千保健，万保健，

心理平衡是关键。

要活好，心别小，

善制怒，寿无数。

笑口开，病不来。

若烦恼，病来找。

端正心态永健康

不对自己苛求，

不对别人怨恨。

疏导忧愤情绪，

逆境暂时回避。

处世宽容大度，

待人诚仁厚善。

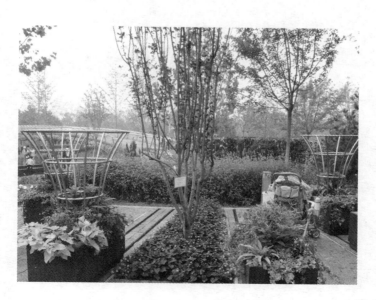

苦衷找人倾诉，

善事做个不够。

遇事不与人争，

生活简单朴素。

随遇而安

人生若演戏，有缘才相聚。

彼此有情谊，务必来珍惜。

琐事若争斗，纯属庸人举。

需大智若愚，舍私来取义。

俯仰无愧人，心旷神才怡。

随遇即而安，可自成天趣。

心宽容万物

大其心容天下之人，

虚其心受天下之语，

平其心观天下之事，

顺其心应天下之变。

心胸与健康

度量大一些，风格高一些；

看得远一些，想得宽一些。

知足者常乐，能忍者自安；

忍饥者长寿，耐寒者体健。

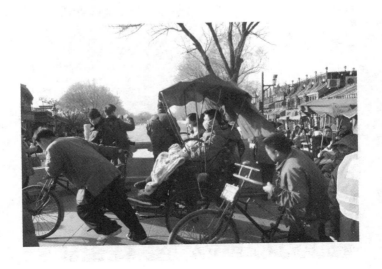

想得开，福有余（四则）

（一）

瓜无十圆，人无十全。

比上不足，比下有余。

只要想开，就有福气。

（二）

人生虽坎坷，总是欢乐多。

只要心态好，幸福多又多。

（三）

不如意事常一二，

如意之事八九分。

车到山前必有路，

船到桥下自然直。

追求完美无穷尽，

快快乐乐度人生。

（四）

治病花钱不要细，

别跟自己过不去。

病来身上心放宽，

战胜疾病须乐观。

慎行与健康

天下本无事，庸人自扰之；

吾身本无患，卫养在得宜；

一毫不加谨，百疾所由兹；

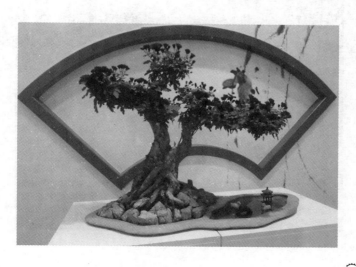

一生快意事，噬脐莫能追；

汝顾不少忍，杀身常在斯；

深居勿妄动，一动当百思。

"少"与"康"

口中言少，心头事少，

肚里食少，胸中烦少。

依此四少，健康即到。

养心"四需"

保生者需寡欲，保身者需避名。

养志者需忘形，养形者需忘利。

心境无尘

心有千载忧，身无一日闲。

治心无他术，要使百念空。

圣人除心不除境，

凡人除境不除心。

修养

言谈有节以延年，

固守虚无以养神，

养生之道在于容，

长寿健康在于度。

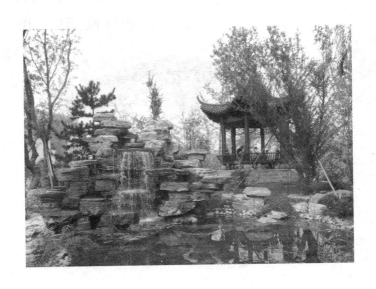

不恼心清凉

常默元气不伤，
少思慧烛发光，
不怒百神和畅，
不恼心地清凉。
善养鱼者治其水，
善养人者治其气。

健康要心宽

事从容则有余味，
人从容则有余年。
养心莫善于寡欲，
健康莫过于心宽。

心理卫生与健康

生活上要适度，
精神上要大度。
养生必先养德，
大德必得其寿。
生理卫生强身，
心理卫生强心。
治病必先治神，
药疗必先心疗。

心胸豁达健康多

忠诚是长寿之本，
善良是快乐之源。
心胸豁达能撑船，
健康长寿过百年。

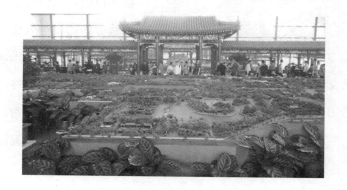

六、仁者寿

帮人就是帮自己

多看别人长处，

多记他人好处，

多帮他人难处，

多怜他人苦处。

宽宏大度容天地，

得饶人处且饶人。

善者寿

结交知己，与人为善；

努力工作，学会休闲。

养生必先养德，

大德必得其寿。

仁者寿

助人为乐，知足常乐，

自得其乐，健康就乐。

高尚道德，长久快乐。

健康要有好人缘

祸从口出，病由心生。

勤勉劳作，精神放松。

快乐有人分享更快乐，

痛苦有人分担可减轻。

人缘好者遇事有人帮，

多伤人者遇事人看笑。

养心品"六为"

大公无私为圣人，
公而忘私为贤人，
先公后私为善人，
先人后己为良人，
公私兼顾为常人，
损公肥私为罪人。

大度可健康

退一步优雅坦然，
让一分何等清闲，
忍一句无忧舒坦，

耐一时少惹麻烦。
能忍者必成大事，
品格好口碑无边。

忠诚善良与健康

没有吃不了的苦，
却有享不了的福。
忠诚是长寿之本，
善良是快乐之源。
忠诚的人身体健，
善良之人寿命长。

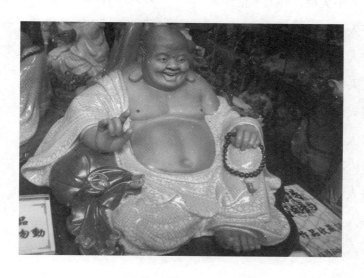

劝仁歌

——做好人

天地生万物，唯人最为贵。

人中有好人，更出人中粹。

我作好人歌，四座请听记。

好人先忠信，好人重孝悌。

好人知廉耻，好人守礼仪。

好人不纵酒，好人不嫖妓。

好人不赌钱，好人不斗气。

好人不仗富，好人不倚势。

好人不恃众，好人不奸智。

好人不作害，好人不贪利。

好人不欠粮，好人不侵地。

好人不教唆，好人不妒忌。

好人不说谎，好人不谑戏。

好人没闲言，好人不谤议。

好人没歹朋，好人不负义。

好人不轻浮，好人不华丽。

好人不强梁，好人不暗昧。

好人不懒惰，好人不浪费。

好人不诡随，好人不纵意。

好人讲法度，好人守信义。

好人救患难，好人施恩惠。

好人行方便，好人让便宜。

不论大小人，好人合天理。

贵人做好人，乡党不咒詈。

贫人做好人，说甚千顷地。

贱人做好人，不数王侯贵。

少年做好人，德望等前辈。

老年做好人，遮尽一生罪。

弱汉做好人，强人自羞愧。

恶人做好人，声名重千倍。

好人邻里宝，好人家国瑞。

好人泣鬼神，好人感天地。

好人四传海，好人千古记。

我欲做好人，一生学不坠。

愿与我宗族，同属好人类。

劝善歌

世事不古风俗变，

名利二字把人缠。

士农工商遍地窜，

求名求利不一般：

也有出仕为官宦，

也有务农种庄田，

也有寒窗读书卷，

也有学艺度时间，

也有想法做生意，

也有坐着赚银钱，

也有富贵任意荡，

也有贫贱无吃穿，

也有先富后贫贱，

也有先贫后做官，

也有家贫心性善，

也有富贵无善缘，

也有家业自己创，

也有浪子败家园，

也有聪明伶俐汉，

也有丑陋蠢愚顽，

也有矜寡又遭难，

也有父母儿孙全，

也有修身将性炼，

也有做恶生祸端，

也有盗贼学拐骗，

也有乐善好施钱，

也有妓女入娼院，

也有贞女勤纺棉，

也有求名花钱办，

也有求财丧外边，

也有前善后不善，

也有先恶后为贤，

贫贱富贵难尽叹，

林林总总说不完。

安分守己心底善，

君子纵贫不怨天。

要想己好莫行短，

要求子贤心须端。

为善最乐求方便，

修身为本古圣贤。

光阴一去金难换，

过了一天少一天。

有钱积德快行善，

富贵能享福几天？

孝悌忠信是良善，

礼义廉耻要学全。

读书种田是正干，

酒色财气不可贪。

酒是毒药将性乱，

色是钢刀刺心肝，
千里求财命有险，
饮酒不醉头一件，
沾色不迷是英男，
不义之财莫强占，
忍气吞声最为先。
杜康造酒把人乱，
下令戒酒真圣贤，
范公得财广行善，
父子用心设义田。
公艺同居家不散，
百事吃亏学忍宽，
既然不能学古圣，
存心正直自安然。
莫把良心坏半点，
暗室亏心实难瞒。
人生在世屈指算，
难活三万六千天。
今夜脱鞋放一晚，
不定明日穿不穿。
世间有等愚迷汉，
贪心不过意难满。

有了八百想一千，
有了一千想一万。
积攒银钱将他拴，
种种心思难如愿。
为求富贵把恶添，
好比浮云空中悬。
大厦千间难尽占，
夜眠只占八尺宽。
任你积米有千石，
每日能食几多餐？
任你家财有万贯，
难免不进鬼门关。
任你衣服有万件，
死后何曾件件穿。
富贵死后穿绸缎，
好坟好墓好木棺。
任你件件都备办，
此身总要到黄泉。
花棺彩样都好看，
土地埋人都一般。
人生在世如住店，
临死难带半文钱。

奉劝世人早醒悟，
莫到随头后悔难，
勤俭持家为上款，
训妻教子学良善。
耕读二字且过慢，
忠厚传家万万年。
诸恶莫做同行善，
好人头上有青天。
君子固穷心不变，
时至苍天另眼观。
此段言语虽俗浅，
若能依从是神仙。

戒财保健歌

钱帛金珠笼内收，
若非公道少贪求，
亲朋道义因财失，
父子怀情为利休。
急缩手，且抽头。
免使身心昼夜愁。
儿孙自有儿孙福，
莫与儿孙作远忧。

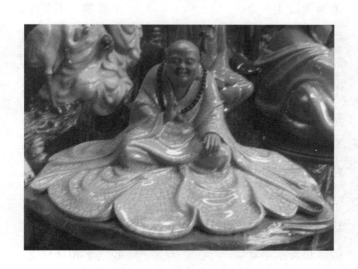

七、调整心态与健康

健康怎么做

听听音乐访亲友，
观看影剧乐逍遥，
池塘河边走一走，
静心养神去垂钓，
欣赏文艺听音乐，
书画下棋广爱好，
整理事物集资料，
写点小品去投稿，
精心处世排干扰，
心胸豁达莫烦恼，
这些寄语要记牢，
健康长寿永不老。

想明白，好好活

好好活，向前看，
一年还有好几万；
不要攀，不要比，
不要自己气自己；
少吃盐，多吃醋，
不打麻将多走路；
十点睡，六点起，
早睡早起好身体；
一天要吃三顿饭，
七八分饱记心间；
烦心事情扔脑后，
心气平和真享受；

山珍海味不稀罕，

可口舒适更省钱；

青菜豆腐加粗粮，

简单省钱保健康；

不要嫌钱挣得少，

就怕短命死得早；

一江春水向东流，

生命健康不回头；

官大钱多真威风，

一样都冒高烟囱；

健康长寿是中心，

糊涂潇洒两桶金；

忘掉年龄忘掉命，

忘掉怨恨最聪明；

施恩不要求报偿，

恬淡宁静心宽敞；

爱心常在少欲念，

健健康康赛神仙。

老年自乐歌

人老离退是必然，

给钱多少都心欢；

心胸宽阔能增寿，

与世无争才延年；

知足胜过长生药，

绿水青山任游玩；

常乐自慰勤锻炼，

体健就能过百年。

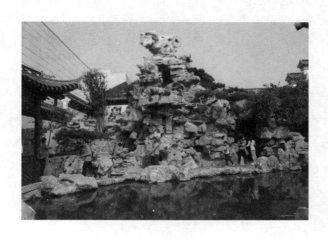

不老方

和为贵，忍为高；

自寻乐，莫烦恼；

睡得香，起得早；

不偏食，七分饱；

常活动，勤动脑；

天天忙，永不老。

老年养心歌

人老年龄高长，

注意身心涵养。

专心编写歌谣，

献给长者思量。

人间运动永恒，

身体锻炼经常。

待人处世接物，

做到心情舒畅。

疾病挫折坎坷，

务须达观开朗。

邻里以和为贵，

不要舌战唇枪。

年老乐不至极，

万不过分悲伤。

暴怒血压升高，

牢骚肝损脾胀。

即使蒙冤委屈，

冷静处置何妨。

心平气和愉快，

长寿幸福安康。

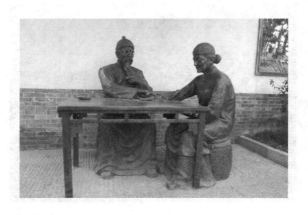

养心长寿诀

人活百岁，不足为奇；
并非天命，全靠自己。

心胸开阔，乐观神怡；
遇事忍让，控制情绪。

事事知足，切莫攀比；
寡欲勿贪，淡泊名利。

急人所难，帮人所需；
助人为乐，善事多积。

乡亲邻里，客客气气；
往事闲淡，人非莫议。

家庭和睦，处好关系；
天伦之乐，趣味无比。

广交益友，避免孤寂；
爱好广泛，益心健体。

小事糊涂，幽默风趣；

心平气和，坦然无疾。

人生在世，要讲仁义；
堂堂正正，待人诚实。

起居有常，早睡早起；
劳逸适度，血脉通利。

夫妻生活，适当为宜；
贪色折寿，不能忘记。

饮食有节，平衡膳食；
少荤多素，适当调剂。

限糖低盐，生冷少吃；
饥饿适中，烫食当避。

染疾患病，及时求医；
若信巫邪，后悔莫及。

长寿歌诀，遵循行至；
安享天年，不必有疑。

——梁兆松

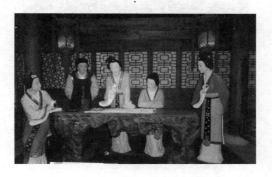

老年养心保健歌

要知足，私欲少，

淡泊名利无烦恼。

散散步，做做操，

坚持锻炼筋骨好。

勤读书，常看报，

纸笔为伴情趣高。

霜叶红，夕阳好，

锻炼如诗人未老。

坐卧有序气血通，

劳作练得筋骨硬。

无私无欲心常乐，

自然是棵不老松。

食要节，勿过饱，

有益消化肠胃好。

居有时，睡足觉，

精神饱满胜吃药。

能节怒，心情好，

豁达大度防衰老。

糖盐脂，要适量，

心脑疾病就减少。

心气和，不急躁，

悠然放松身心好。

扭秧歌，把舞跳，

不怕人说老来俏。

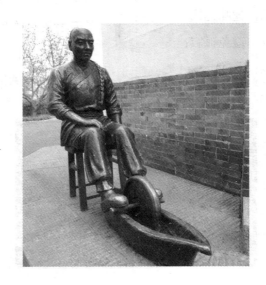

养心延年益寿歌

身莫累，心莫烦，
豁达开朗胸怀宽。
早起来，多活动，
按时吃饭按时眠。
糖宜少，盐宜减，
多吃鲜菜食清淡。
烟宜戒，酒莫贪，
节食减肥保平安。

高血压，是大患，
认真对待莫怠慢。
勿惊慌，勿恐惧，
无声杀手能防范。
医生话，是良言，
按时服药勿间断。
有恒心，有毅力，
延年益寿身体健。

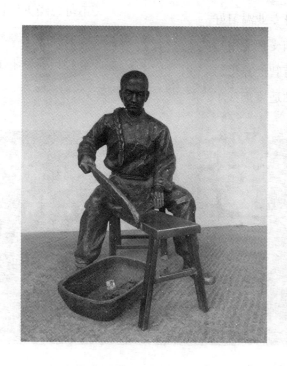

养心好了歌

人人生活安排好，

全面协调实重要，

业余生活巧谋划，

岁月切莫流失了。

思想观念更新好，

难得糊涂可参考，

自我调节最重要，

烦恼设法自己了。

本身专业温习好，

体脑交替运用巧，

保持智能养生道，

饮酒适度烟戒了。

居住环境调理好，

心旷神怡情志高，

实用美简相结合，

我与神仙差不了。

家庭和睦关系好，

相处和谐乐陶陶，

将心比心重理解，

矛盾何须他人了。

突发事件处理好，

不可急躁火星冒，

回避降温须冷静，

身心相安无事了。

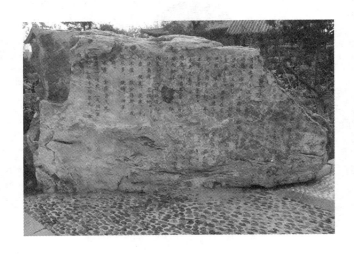

常人养心谣

人到老，莫烦恼，
忧愁多，催人老。
常锻炼，抗衰老，
量力行，莫过劳。
经常笑，变化少，
心胸宽，寿自高。
善交往，广爱好，
心情畅，睡眠好。
遇事忍，不急躁，

多谦让，烦恼少。
调饮食，莫过饱，
身体健，疾病少。
心不顺，赏花草，
听音乐，怒气消。
勤动笔，读书报，
常用脑，记忆好。
三字经，要记牢，
保健康，乐陶陶。

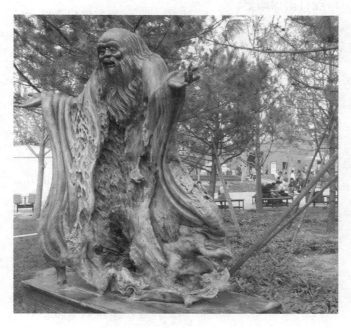

修心歌

做过之事不埋怨，
走过之路不遗憾。
成败得失心平衡，
功名利禄看得淡。
与人善处莫嫉妒，
坦荡胸怀明若鉴。
人生道路本不平，
幸福感觉自体验。
锻炼修养贵坚持，
乐观自信保康健。
以动为纲静结合，
戒烟少酒勿贪恋。
闲读诗书勤动脑，
执帚庭院乐休闲。
无忧少虑勿熬夜，
自由潇洒定延年。

养心歌（二则）

（一）

得岁月，延岁月，
何必愁肠锚万结？

放心宽，莫胆窄，
古今兴废言可彻。
金谷繁华眼里尘，
淮阴事业锋头血。
陶潜篱畔菊花黄，
范蠡湖边芦月白。
临潼会上胆气雄，
丹阳县里箫声绝。
时来顽铁有光辉，
运退黄金无艳色。
逍遥且学圣贤心，
到方矢口滋味另。
粗衣淡饭足家常，
养得浮生一世拙。

——宋·邵雍

（二）

欲求快乐康而寿，
心理养生有讲究。
淡泊寡欲杂念抛，
富贵名利莫贪求。
宽宏大量不嫉妒，
小心眼儿要弃丢。
事事皆要依本分，

违法乱纪如仇寇。
出言行事须仁厚，
堂堂正正无烦忧。
心存善良无愧疚，
厚德载福天保佑。
遇事别钻牛角尖，
火上浇油更当休。
不如意事常八九，
事事知足乐悠悠。
悲愁思虑催人老，
嬉嬉戏笑眉无皱。
牢骚满腹不可有，
免致伤神早白头。
喜乐有常嗔怒少，
心平气和寿能久。
心理扭曲早就医，
病魔定会绕道走。
生活琐事宜糊涂，
幽默取笑解千愁。
寂寞孤单寿命短，
自寻乐趣广交友。
心理平衡得高寿，
福如东海水长流。

寻乐歌

人到老年自寻乐，
修身养性自可得。
赏名戏加品名曲，
诗书画印任我学。
花鸟虫鱼各所好，
麻将扑克宜适或。
散步打球干家务，
有劳有逸脾胃和。
人老切莫动肝火，
忍让为先天地阔。
气功太极健身舞，
看中哪个练哪个。
广交朋友益健康，
社会活动参加多。
百岁自理九十壮，
享尽天伦乐呵呵。

人生养气歌

潇洒活泼有"朝气"，
精神振奋扫"暮气"；
远大抱负立"志气"，

勇往直前生"锐气";

祖国至上鼓"士气",

奉献爱心溢"美气";

见义勇为压"邪气";

廉洁奉公无"官气",

平易近人不"盛气";

遵纪守法蕴"清气",

拒腐不贪荡"浊气";

敬老爱幼好"风气",

美化环境洁"空气";

弘扬民族灭"洋气",

洋人面前硬"骨气";

博古通今有"才气",

成绩非凡莫"骄气";

礼貌待人应"客气",

语言文明禁"粗气";

与人为善少"傲气",

哥们不能讲"义气";

光明磊落驱"闲气",

损人利己数"丧气";

血气方刚勿"斗气",

凡事思量需"静气";

女士面前不"流气",

检点不染坏"习气";

待人接物忌"小气",

有钱勿乱摆"阔气";

名利少缘无"怨气",

自惭不足应"服气";

心胸豁达别"赌气",

委曲求全要"忍气";

遇到挫折莫"泄气"。

快乐歌

人或生来血气弱,

不会快乐疾病作,

病一作,心要乐,

心一乐,病全却。

心病还须心药医,

心不快乐空服药,

忧时唱首快活歌,

便是长生不老药。

——清·阳骄叶

八、文化养心

爱好与健康

爱书法，可延年益寿，

爱赏鱼，可调节血压。

爱音乐，可增进食欲，

爱养花，可陶冶性情，

爱吃素，可减少疾病，

爱擦脸，可预防感冒，

爱绘画，可开阔思维，

爱写作，可丰富想象。

读书乐

养心莫善寡欲，

至乐无如读书。

——明·郑成功

勤学习，心态好

认识自己，悦纳自己；

与时俱进，善于学习；

结交知己，与人为善；

努力工作，学会休闲。

歌舞与健康

水养颜，饭养人，

花养眼，书养心。

经常咏歌养性情，

蹦蹦跳跳血脉通。

春夜伤心坐画屏，

不如放眼入青冥。

——清·龚自珍

钓鱼乐

垂钓湖畔心悠然，
嫩柳丝丝挂我肩；
鸟语声声悦我耳，
春风微微拂我脸；
湖光水影收眼底，
愁情杂念抛天边；

鱼杆拉成弯弓形，
上钓鲫鱼活鲜鲜；
村人笑笑问我言：
"为啥一钓就半天？"
钓者答话在下面：
"钓来锦绣不老春，
钓来幸福益寿年！"

——《钓鱼乐》

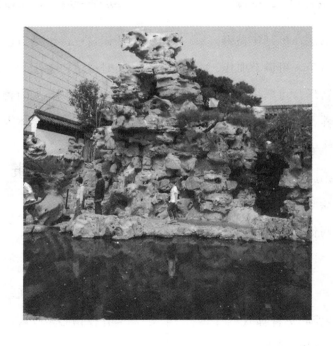

学与问

学问就在勤问间，
勤学好问出良贤。
三人之中有我师，
世间处处隐明贤。
从师多人集群智，
青出于蓝胜于蓝。
非学无以成广器，
不博怎能成一专？
勤学好问学问博，
有助健康心快活。

读书与健康

读书能明理，明理而知人。
读书能通达，识多受人尊；
读书能益智，遇事办法多；
读书能修身，眼明心快乐。
读书知识广，健身办法活。
终身无学苦，越读越想读，

不论寒与暑，书中找快乐。
日日拟早起，读书健身体。
何事不成功，何功不建立？
读书应勤奋，益处大无比，
一刻值千金，毋把光阴昔。

人生之贵歌

人以正为贵，体以健为贵，
衣以洁为贵，食以素为贵，
住以雅为贵，行以步为贵，
喜以度为贵，怒以忍为贵，
哀以节为贵，乐以趣为贵，
话以少为贵，思以敏为贵，
心以静为贵，欲以寡为贵，
学以精为贵，用以活为贵，
家以睦为贵，教以理为贵，
友以诚为贵，情以挚为贵，
师以严为贵，徒以尊为贵，
官以廉为贵，民以勤为贵，
富以仁为贵，穷以志为贵。

九、笑与健康

善笑者长寿

一日三笑，人生难老；
一日三恼，心烦人老。
笑口常开，青春常在；
常乐常笑，益寿身健；
忧愁烦恼，使人易老；
不气不愁，活到白头。
知足常乐，善笑长寿。

欢喜健康来

谈笑风生心胸阔，
宽厚待人朋友多，
苦中求乐能解脱，
知足常乐笑呵呵。

快快乐乐智慧开，
欢欢喜喜健康多。

笑口常开

一笑烦恼跑，二笑怨恨消，
三笑憾事了，四笑病魔逃，
五笑永不老，六笑乐逍遥，
时常开口笑，寿比南山高。

常笑容颜俏

天天常笑容颜俏，
七八分饱人不老，
逢君莫问留春术，
笑口常开胜好药。

笑对人生

要想健康心态好，

不气不恼百病跑；

若是遇事就生气，

大小疾病全来找。

遇事想开不生气，

没有难关过不去；

吃好喝好睡好觉，

笑对人生永不恼。

要真笑

知足常乐要真笑，

善笑长寿是法宝。

遇事不恼冷处理，

遇难莫躁心态好。

一日三笑得健康，

他人变老我不老；

一日三恼烦事多，

他人不老我先老。

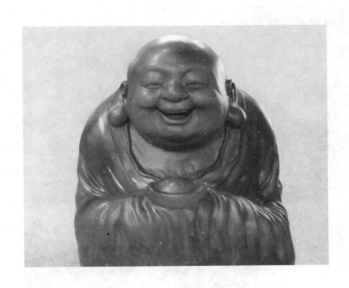

微　笑

多彩的生活不能没有微笑，
因为笑比哭好，
愁也一天，笑也一天，
干吗要愁而不笑？
笑有利于和谐，有益于健康，
我们要想办法让自己微笑。

我们要对亲人微笑，
亲人看见会感到欣慰，
回报以温馨的微笑。

我们要对领导微笑，
领导感到我服从、支持，
晋升的机会只多不少。

我们要对部属微笑，
部属感到领导谦和，
工作卖力氛围好。

我们要对同事微笑，
笑中表达了友善，
工作的环境好多于糟。

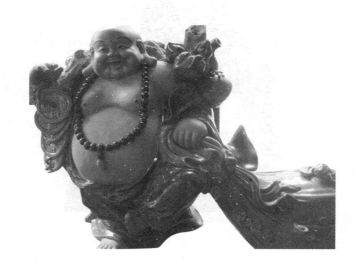

我们要向对手微笑，
以减少嫉妒、消除误解、
增加友好。

我们要向小人微笑，
他让我们谨慎、智慧，
增长了我们的处事技巧；

我们要向所有的人微笑，而不要
大笑、傻笑、苦笑和狞笑，

那不是我们的品格、风度，
也实无必要。

笑吧！
我们要调整心态让自己微笑，
愁也一天、笑也一天，
不愁吃穿、零用钱，
为了健康、保持你的君子风度，
让我们发自内心来微笑。

——文浩

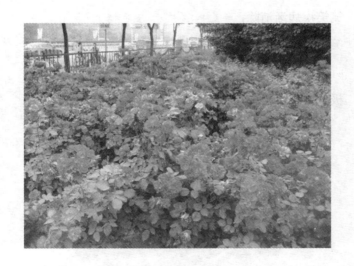

六笑歌

一笑烦恼跑，二笑怒气小，
三笑憾事了，四笑病魔逃，
五笑永不老，六笑乐逍遥。
时常开口笑，寿比彭祖高。

笑开心

人要笑，要心笑，
笑笑就能开怀抱。
笑笑疾病渐消除，
笑笑衰老转年少。
听我歌，当知窍，
极好光阴莫丢掉。

学佛笑

慈颜常笑，笑天下可笑之事；
喜于迎对，容天下难容之人。
大度能容，了却人间多少事；
心善融合，笑开天下古今愁。
大度能含，包容天下无尽事，
笑容可掬，结成无数好朋友。
笑笑笑，笑出健康笑跑病；
笑笑笑，笑出和谐笑掉仇。

养心保健忌

——永不知足

终日忙忙只为饥，

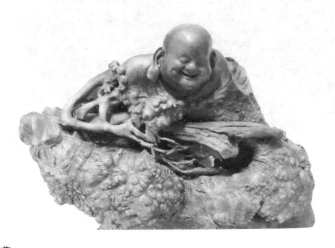

才得饱来便思衣。

衣食两般俱丰足，

房中又少美貌妻。

娶下娇妻并美妾，

出入无轿少马骑。

骒马成群轿已备，

田地不广用难支。

买得良田千万顷，

又无官职被人欺。

七品五品犹嫌小，

三品四品仍嫌低。

一品当朝为宰相，

又想君王做一时。

心满意足为天子，

更望万世无死期。

种种妄想无止息，

一棺长盖抱恨归。

摘自《几希录》

养心要看开

人情似纸张张薄，

世事如棋局局新。

贫居闹市无人问，

富在深山有远亲。

不信但看宴中酒，

杯杯先敬富贵人。

门前拴上高头马，

不是亲来也是亲。

门前放根讨饭棍，

亲戚故友不上门。

世人结交需黄金，

黄金不多交不深，

纵然应诺暂相许，

终是悠悠路行心。

有钱有酒多兄弟，

急难何曾见一人。

酒肉朋友朝朝有，

无钱无势亲不亲。

相逢好比初相识，

到老终无怨恨心。

胜者为王败者寇，

只重衣冠不重人。

三贫三富不到老，

81

十年兴败多少人。
在官三日人问我，
离官三日我问人。
古人不见今时月，
今月曾经照古人。
近水楼台先得月，
向阳花木早逢春。
谁人背后无人说，
哪个人前不说人？
百炼化身成铁汉，
三缄其口学金人。
十分伶俐使七分，
常留三分与儿孙。
如若十分都使尽，
远在儿孙近在身。
长江后浪推前浪，
世上新人赶旧人。
君子乐得做君子，
小人枉自做小人。
山中自有千年树，
世上难逢百岁人。
岂无远道思亲泪，

不及高堂念子心。
堂上二老是活佛，
何用灵山朝世尊。
平生不作皱眉事，
世上应无切齿人。
越奸越狡越贫穷，
老天不容奸狡人。
富贵若从奸狡起，
世间呆汉喝西风。
求人须求大丈夫，
济人须济急时无。
茫茫四海人无数，
那个男儿是丈夫。
人情似水分高下，
世事如云任卷舒。
入山不怕伤人虎，
只怕人情两面刀。
无求到处人情好，
不饮随它酒价高。
知事少时烦恼少，
识人多处是非多。
秋至满山皆秀色，

春来无处不花香。

贫无达士将金赠，

病有高人说药方。

美人卖笑千金易，

壮士穷途一饭难。

少时总觉为人易，

华年方知立业难。

用心计较般般错，

退步思量事事难。

世上闲愁千万斛，

不教一点上眉端。

毁身每是作恶日，

成名皆在行善时。

莫把真心空计较，

唯有大德享万年。

谗言败坏真君子，

美色消磨狂少年。

神仙难断阴骘命，

皇天不昧苦心人。

人生何处不相逢，

莫因小怨动声色。

好义固为人所钦，

贪利乃为鬼所笑。

贤者不炫己之长，

君子不夺人所好。

善业可为须着力，

是非闲杂莫劳心。

良田不由心田置，

产业变为冤业折。

千年田地八百主，

田是主人人是客。

阴地不如心地好，

命运在人不在天。

有钱难买子孙贤，

有理问得君王倒。

不求金玉重重贵，

但愿儿孙个个贤。

枯木逢春犹再岁，

人无两度再少年。

水暖水寒鱼自知，

花开花谢春不管。

蜗牛角上校雌雄，

石火光中争长短。

留心学到古人难，

立脚怕随流欲转。

少而寡欲颜常好，

老不求官梦也闲。

为人莫作千年计，

三十河东四十西。

昨日花开今日谢，

百年人有万年心。

北面荒冢无贫富，

玉垒浮云变古今。

世事茫茫难自料，

清风明月冷看人。

守口不谈新旧事，

知心难得两三人。

欲知世情须尝胆，

会尽人情暗点头。

是非只为多开口，

烦恼皆因强出头。

人生七十古来稀，

问君还有几春秋。

莺花犹怕春光老，

岂可教人枉度春。

一年之计在于春，

一日之计在于晨。

一家之计在于和，

一生之计在于勤。

一朝天子一朝臣，

一辈新鲜一辈陈。

一苗露水一苗草，

一层山水一层人。

闷坐书馆闲操心，

看来全是论古今。

养心劝世歌

人生百岁古来少，

岁月匆匆催人老，

青春光阴不多时，

有又闲愁与烦恼，

功名利禄放不下，

当官总嫌纱帽小，

世上钱多赚不尽，

金银满箱命难保。

情天恨海说恩情，

聚散离合林中鸟。

望子成龙费心血，

孝顺子女有多少？

富贵贫贱比高低，

落得自己白发早。

古来将相今何在，

陇头荒冢遮衰草，

富贵荣华过眼云，

春花秋月何时了？

人生得失寻常事，

何必穷究细查考，

惯看花开又花落，

逍遥自在心情好。

自我保健放高歌，

但须把握莫绊倒，

心中乾坤无限大，

世上人生忒渺小，

故人坟墓一堆堆，

几人拜谒几人扫。

（作者有修改）

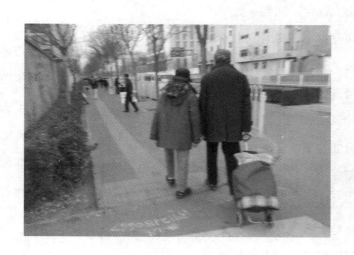

十、顺其自然心态好

退休亦快活

离休和退休，生活变简易；
退出大舞台，回到家庭中；
空间变得小，时间变得长；
孤独又失落，啥都无兴趣；
情绪真消极，苦闷得抑郁；
长此以往去，伤害己身体；
走出低谷来，振奋自情绪；
调整好心绪，想开是第一；
人生就这样，谁能迈过去？
积极健康活，身体自己的；
你若生病了，谁人来代替？
快快乐乐在，自己找兴趣；
从头开始来，干出好事迹；

你若不想干，好好养身体；
国家发工资，吃喝不愁衣，
多活一周岁，钱包鼓鼓的；
他人都故去，你还好好的；
你是活字典，大事都访你；
家里更需你，月月有积蓄；
你若早走了，子女吃谁去？
好活好好活，可别得抑郁；
你若想不开，抑郁等着你；
若到那一天，苦的是自己。

"行"与健康

衣服不必名牌，干净合适就行；
房子不必太大，通风朝阳就行；

三餐不必佳肴，营养可口就行；
若要活得轻松，生活量力而行。

顺其自然身体健

奋发图强自争先，
莫妒他人存恶念；
坎坷皆是自己为，
莫怨他人别积怨；
奉劝朋友莫阴险，
居心叵测祸无边；
损人利己做不得，
心悸头痛把病添；
沮丧忧郁伤脾胃，
情绪低落伴失眠。

劝君心胸多开朗，
顺其自然身体健。

健康"八怕"

一怕性子急，冲动发脾气。
二怕有苦衷，心情受压抑。
三怕灾祸至，精神遭刺激。
四怕嗜酒肉，肥胖血管细。
五怕事忙乱，烦忧多难题。
六怕头猛震，抬举用过力。
七怕连失眠，熬夜不节欲。
八怕烈日晒，风寒也需避。

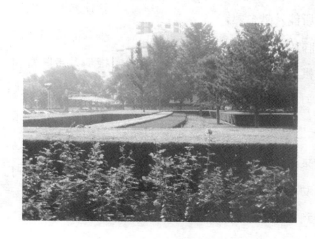

老来乐（二则）

（一）

人生如戏唱不休，
百代过客不可留。
天从不遗一老落，
迟暮旦夕入云幽。
人能知此自寻乐，
无忧生死几时收。
随遇而安自量力，
俭衣淡茶乐悠悠。
儿孙理应自图志，
无劳白发恋忧愁。
金银难保儿孙业，
贵在德本心中留。
力所能及献余热，
余晖放彩有追求。
琴棋书画自取意，
宝刀不老雄赳赳。

（二）

老来乐，老来乐，
奉劝老人常欢乐。
人到老年体渐弱，

积劳成疾毛病多。
腰酸腿疼动作慢，
耳聋眼花手哆嗦，
记性不好常出错，
指手画脚乱吆喝。
须知没病最幸福，
贵能自己找快乐，
不吸烟，少饮酒，
不患哮喘不咳嗽。
一日三餐调剂好，
大鱼大肉贪不得。
稀饭烂饭最养人，
多吃蔬菜和水果。
务求细嚼和慢咽，
暴饮暴食害无边，
少食甜咸和辛辣，
饭后散步脾胃和。
上年纪人别上火，
忍让为先自有乐，
放开胸怀坦荡荡，
心明眼亮乐呵呵。

人到老年悠着点

吃饭悠着点，七分饱，别撑着。

饮酒悠着点，不贪杯，别醉着。

喝汤悠着点，忌太热，别烫着。

饮水悠着点，慢点喝，别呛着。

睡觉悠着点，盖好被，别凉着。

起床悠着点，慢点起，别闪着。

排便悠着点，脑血管，别伤着。

行路悠着点，过马路，别碰着。

劳动悠着点，要量力，别累着。

锻炼悠着点，不好胜，别伤着。

喜事悠着点，稳血压，别激着。

悲事悠着点，忘得掉，别挂着。

难事悠着点，多商量，别愁着。

急事悠着点，沉住气，别慌着。

屈事悠着点，说出来，别憋着。

吃亏悠着点，想得开，别气着。

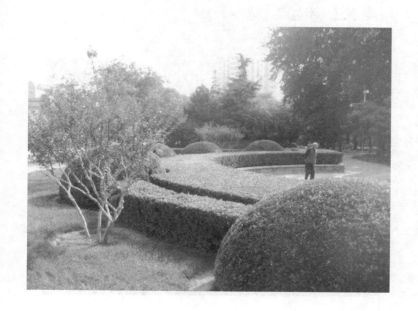

老年养心"三字经"

人到老，莫烦恼，
忧愁多，催人老。
常锻炼，抗衰老，
量力行，勿过劳。
经常笑，变化少，
心胸宽，寿自高。
善交往，广爱好，
心情畅，睡眠好。
遇事忍，不急躁，

多谦让，少烦恼。
调饮食，莫过饱，
身体健，疾病少。
心不顺，赏花草，
听音乐，怒气消。
勤动笔，读书报，
常用脑，记忆好。
三字经，要记牢，
保健康，乐陶陶。

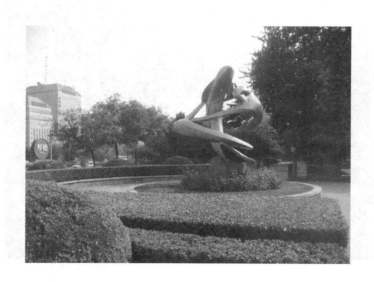

养心静与动

养生健康，养心习静；

有动有静，动静相济；

一张一松，预防百病；

动后血通，血通气行；

气行神爽，祛病健康；

静后而定，定后而安；

安后神怡，无病健体。

简单养心

俭于视，可以养神；

俭于言，可以养气；

精神内伤，身必败亡；

不诱于誉，不恐于诽。

养心"不"字谣

不耻贫贱，不贪富贵，

不嗜声色，不耽名利，

不惧患难，不怍黜辱，

外无所求，内无所惑。

心静

有事无事，常若无心；

处静处喧，其志唯一；

闭目养神，调息养气。

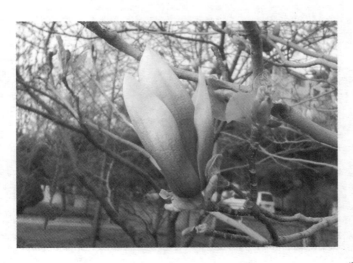

心理生理亲兄弟

心理活动，生理活动；
寄于一体，两套功能。
相互依存，相互作用；
愉快乐观，气血畅通。
心理平衡，生理平衡；
情绪稳定，身体康宁。
忧愁悲愤，心理失控；
生理紊乱，鲁莽行动；
招灾惹祸，后患无穷；
功能失调，诱发疾病；
轻则小恙，重则癌症；
悲兮叹兮，悔之晚矣。

修养与健康

天有不测之风云，
人有旦夕之祸福。
人生风水轮流转，
祸福相依想得宽。
任凭世间怎样变，
我心平静身体健。
黑夜前头黎明到，
寒冬过去是春天。
细推悟理须行乐，
不为浮名把我绊。

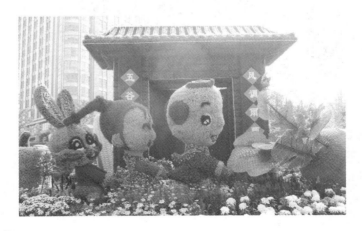

莫恼歌（二则）

（一）

莫要恼，莫要恼，

烦恼之人容易老。

世界万世怎能全，

可叹之人愁不了。

任你富贵与王侯，

年年处处埋荒草。

放着快活不会享，

何苦自己寻烦恼。

（二）

莫要恼，莫要恼，

明日阴晴尚难料。

双亲膝下俱承欢，

一家老小都和好。

粗布衣，饭菜饱，

这个快活哪里讨。

荣华富贵眼前花，

何苦自己讨烦恼。

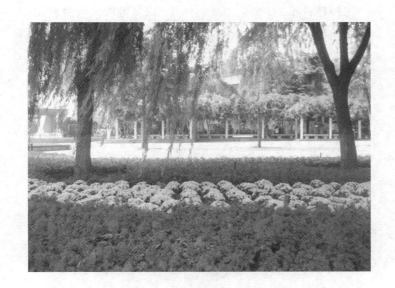

顺其自然歌

物有变化规律，

人要自知自明；

懂得人情世故，

摆正自己位置；

难能之事宜停，

难成之功宜智；

办事不要强求，

处世游刃有余；

减轻心理负担，

甩掉精神压力；

明明白白做人，

遵循客观规律。

心定战疾病

心态安宁，防病治病；

作用之大，令人喜惊；

人处逆境，患有绝症；

断定死期，不惧不恐；

泰然处之，乐观人生；

发挥自身，康复功能；

配合医生，积极治病；

出人意料，奇迹发生；

战胜病魔，起死回生；

恢复健康，一身轻松；

惊哉！喜哉！心态安宁！

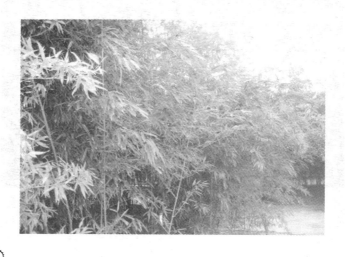

好身体胜过一切

有了好儿孙，不如好身体。
身体很精神，吃饭香喷喷。
自己少受罪，儿女少受累。
医院不麻烦，节省医药费。

苦荣知足

人生要适情，无苦何来荣。
人生能知足，勤劳即是福。

知足谣

无忧无虑即无求，
不必斤斤计小酬。
明月清风年年有，
青山绿水任遨游。

知足胜过长生药，
克己乐为孺子牛。
切莫得陇又望蜀，
神怡心宽能益寿。

"清"字谣

清白的一生品德好，
清爽的一身勤洗澡，
清醒的头脑睡得早，
清新的空气宜起早，
清淡的饮食知温饱，
清洁的房间多打扫，
清香的烟酒不沾好，
清静的环境无烦恼，
清心的生活情欲少，
清亮的眼睛人不老。

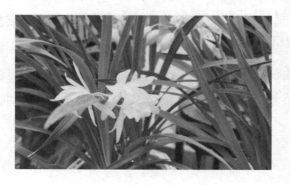

十一、安全与身心健康

自我保护与健康

要想健康心态好，
自我保护很重要；
安全防范意识强，
避免事故麻烦少。
自尊自律也自爱，
免得自己受伤害。
勤勉学习不放松，
艰苦朴素记心中。
天上不会掉金条，
花言巧语不可信，
坏人狡猾又凶狠，

识破诡计要稳准。
受到侵害快报警，
坏人面孔要记清，
灵活机智讲策略，
稳住坏人莫慌乱。
人生旦夕有祸福，
走路须防坠落物。
倘若意外受伤害，
依法索赔讲道理。
进入社会慎交友，
宽厚待人莫忘记。
说话办事要有度，
防止上当要切记。

保密与安康

现在诈骗实泛滥，
失密也会招祸端；
电话短信须注意，
小心诈骗谨防奸；
现在通信真方便，
聊天交友切莫滥；
个人信息不泄露，
时时处处需防范。

倘若受骗也别急，
依法处理有根据。
经济损失是小事，
影响健康不花算。
保密就是保健康，
保密就是保平安。

个人信息安全与健康

个人信息很重要，

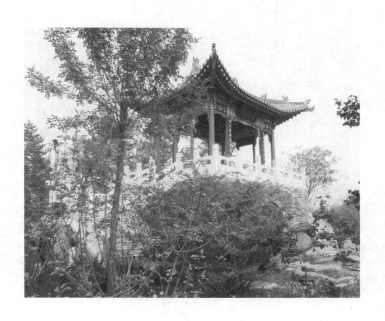

骗子千方百计讨；
讨到信息就行骗，
费尽心思把钱赚；
电话诈骗连环套，
录音模仿公务员。
男男女女轮换上，
瞎话一篇又一篇；
细问慢查真耐心，
原来却是套信息，
二次来电把人换，

说你亲人有灾难，
劝你赶快把钱汇，
你汇完钱线中断。
等你发现已被骗，
后悔莫及时已晚。
个人信息实重要，
保密就是保平安。

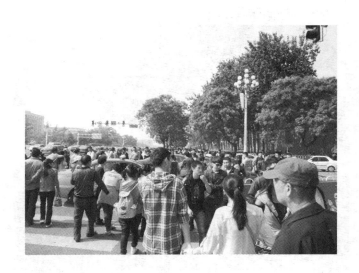

防诈骗保健康（二则）

（一）

经济社会真复杂，

骗子想法搞欺诈。

提高警惕多留心，

不给骗子机会钻。

捡包分钱是陷阱，

"好事"突临要清醒，

兜售甩货全是假，

别听骗子说瞎话；

私换外币多警惕，

受骗多因贪便宜；

各种退款有猫腻，

骗取存款是目的；

遇人向你借手机，

始终留意别远离；

看相算命不科学，

胡编乱造无根据；

买药看病到医院，

不要相信江湖医；

感到情况不对劲，

电话报警别迟疑。

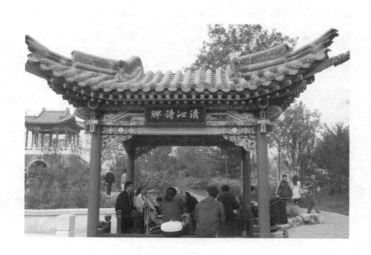

（二）

学习雷锋做好事，
多个心眼要留意。
助人为乐应提倡，
也把坏人来提防。
不法之徒暗藏奸，
不劳而获靠诈骗。
或发短信说欠账，
或说亲朋住医院。
挖空心思把人骗，
花样繁多经常变：
一男一女互搀扶，
地铁车厢胡乱窜，
身戴音响把歌唱，
向你要钱无商量，
要钱致富不含糊，
回家盖楼还朝阳。
还有一类沿街乞，
打听问路前奏起。
接着就是要路费，
得钱转身即离去。

另有一些小男女，
当面叫你口甜蜜；
接着就说肚子饿，
请你掏钱饭充饥，
你要给她扬长去，
你要不给就瞪你。
用心动脑巧设计，
千方百计来套你，
好处背后设陷阱，
因小失大苦不堪。
遇事不要怕麻烦，
多方求证打听全。
亲朋好友问个遍，
信息丰富方可鉴。
戳破谎言是开始，
要把罪犯擒归案。
及时报警讲情况，
积极协助最关键。
同心协力扫污浊，
预防诈骗保平安。

防诱骗与健康

现在骗子实在多，
连环诈骗诡计活。

稍不注意就上当，
经济损失心窝火。

骗子说话十分甜，
专门设法骗你钱，

你觉自己本事大，
骗子对你说假话。

一来二去让你信，
骗你钱财无疑问。

套中设套连环阵，
稍不注意就迷昏。

中奖信息是钓饵，

全是机关巧设计。

钓鱼网站要识别，
轻信让你损失钱。

征婚交友要警惕，
让您汇款有猫腻。

手机中奖全是假，
别听骗子说瞎话。

网上贷款是陷阱，
天上不会掉金钱。

高额存款不能信，
专门诱你入迷阵。

短信诈骗花样多，
不予理睬准没错。

不明来电多警惕，
家庭信息慎保密。

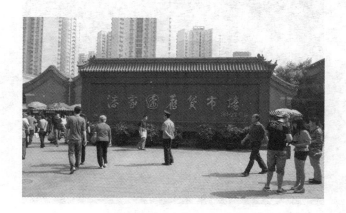

外出防骗与健康

现在人们生活好，
游山玩水少不了。
外出旅行要警惕，
生人搭腔要注意。
个人信息不透露，
花言巧语要警惕。
生人邀约要拒绝，
单独赴约有风险。
天上不会掉金条，
贪婪之心要戒掉。
他人帮助巧分辨，
饮料食物亲自选。

钱财物品严看管，
平平安安把家还。

防偷盗与健康

防盗要牢记，记住少受欺。
人多不点钱，首饰藏得严。
挤时护手机，背包挂胸前。
商场忙购物，警惕有贼眼。
乘车莫大意，扒手在身边。
长途去旅游，行李莫离手。
妇女和老人，防盗是重点。
被盗莫发蔫，热线记心间。

（原载《军休之友》）

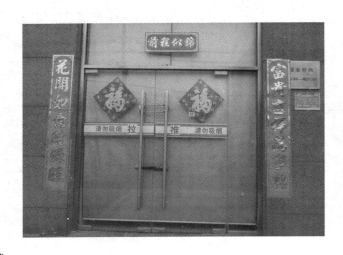

防抢劫与健康

贼盗实在多，心黑手法活。
时时需注意，出门少受欺。
银行取现金，格外加小心。
大额贵重品，护送最安全。
徒步人行道，包往里面靠。
偏僻黑暗处，结伴好保护。
骑车看身边，斜挎包安全。
老人和少年，防抢是重点。

办公室防盗

办公室里人来多，
各色人员匆匆过。

警惕推销来袭扰，
顺手牵羊偷你包。
劝君提包柜中锁，
手机装身莫放桌。
重要东西放妥当，
钞票及时存银行。
下班锁好门和窗，
汽车随时把锁上。
切莫炫富亮财钱，
贼盗盯住苦难言。
钱财损失暂不说，
心理窝火把病得。
影响工作少赚钱，
群众白眼把病添。

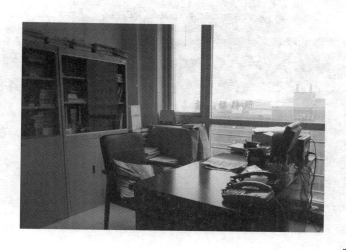

一天两天病不好

时间长了命归天。

家庭防盗与健康

听见敲门先观望，

问清是谁再开门。

邻里之间多关照，

发现可疑把警报。

大额钱财存银行，

家中无需多放钱。

多个证折分开藏，

密码牢记不要忘。

门窗牢靠好防盗，

钥匙随身挂得牢。

万一盗贼进咱家，

不要惊慌不要怕。

家里被盗要想开，

报警可能找回来。

找不回来不要急，

人身安全即福气。

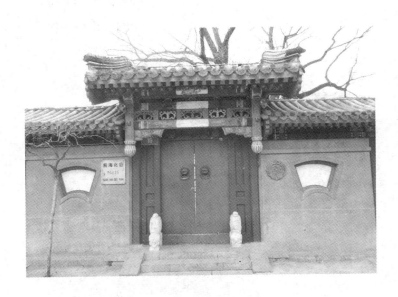

妇女老人防骗

遇到生人不搭腔，

他套近呼不上当。

奉献爱心看对象，

警惕蒙面黑心狼。

天上不会掉钱财，

无缘便宜莫贪享。

骗子诱惑莫上当，

遇事回家多商量。

说你中奖是骗局，

手捧宝藏更荒唐。

传销诱惑非儿戏，

犯法害人又害己。

多看电视书和报，

心态平静又健康。

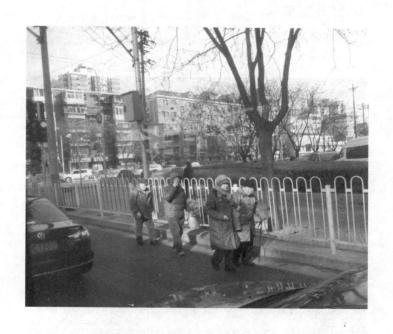

防网络诈骗与健康

网络购物陷阱多，

安全支付守规则；

飞来大奖莫惊喜，

反复套钱洞无底；

盗取Q Q来搭讪，

冒充好友骗你钱；

网上交友要警惕，

让您汇款有猫腻，

招聘网站花样多，

贪心念头要不得；

克隆网站有差异，

骗您存款是目的；

网上订票要小心，

车票到手再付金；

不明来电别轻信，

家庭信息慎出唇；

牢记防骗莫大意，

不受诈骗保健康。

原载《军休之友》

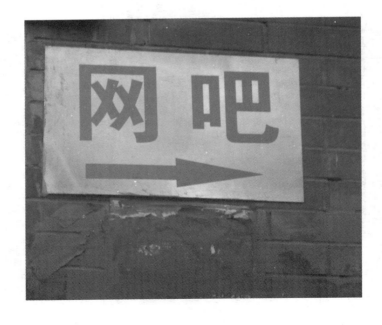

防疫情与健康

身体健康真重要，
各种疾病早防好。
勤换衣服勤洗澡，
各种病菌都洗掉。
开窗通风好习惯，
肥皂洗手要记牢。
生冷食物咱不吃，
常晒被褥和毛巾。
太阳下面晒一晒，
赶跑细菌身体好。

防邪教与健康

反对邪教，人人有责；
不信不传，相信科学。

教育家人，远离邪教，
社会稳定，家庭和睦，
晚辈孝顺，工作顺利。
长辈健康，享受幸福。

歪理邪教不能信

邪教真坏，纯属无赖；
所谓真经，把人来坑。
痴迷邪教，陷入泥沼；
魔咒缠身，自寻烦恼。
害己害家，在劫难逃；
前途葬送，名誉毁掉。
世界邪教，罪恶滔滔；
害人至深，决不轻饶。

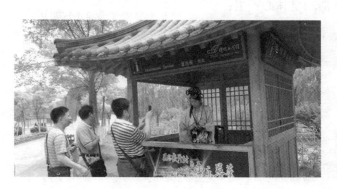

十二、运动与健康

"动"字谣

生命在于运动，进步勤于活动，
朋友在于走动，资金在于流动，
致富在于劳动，发财在于脑动。

散步保健歌

散步好，散步好，
活动身体心不老；
早三圈，晚三圈，
各种疾病不沾边；
边遛弯，边聊天，
高高兴兴心不烦；
常散步，有快慢，
千万别让石头绊；

往前走，也后退，
练手练腰也练腿；
多散步，深呼吸，
正常呼吸别着急；
散完步，要稍息，
喝杯开水养身体。

运动与药物

药物不如运动，
运动血脉畅通。
增强器官功能，
生理功能平衡。
运动强于药物，
防治一切疾病。

运动浑身轻

运动好比灵芝草，
代替药物方法妙。
跑跑跳跳浑身轻，
不走不动皮肉松。

锻炼身体（八则）

（一）

心灵手巧，动指健脑。
人怕不动，脑怕不用。
多练多乖，不练就呆。

（二）

人与社会一样，
身体也要和谐；
遵循生活规律，
保持乐观情绪，
白天按时运动，
身体就会康宁。
晚上按时休息，
精神就会安逸。

（三）

头要常凉，脚要常热，
身要常动，心要常静。

（四）

钢枪不擦不亮，身体不练不壮。
水停百日生毒，人歇百日生病。

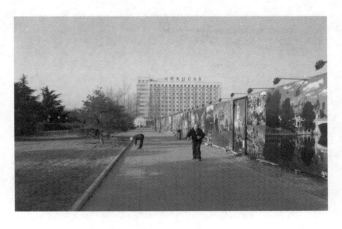

（五）

每日按摩三遍，一月百病去除。

轻捶拍打足三里，胜过吃只老母鸡。

经常能把舞来跳，老年痴呆不会到。

（六）

你请朋友吃顿饭，

不如请人流点汗，

锻练出了一身汗，

不吃药来不住院。

（七）

水停百日要生毒，

人闲百日要生病，

脑子不用会生锈，

身体不练不康宁，

走路使您童颜在，

运动能使青春驻。

（八）

你坐轿车我步行，

看谁生命更长久。

每天步行二十里，

百病皆无健身体。

勤劳与健康

刀闲易生锈，人闲易生病。

一勤生百巧，一懒百病生。

懒惰催人老，勤劳能延年。

一日舞几舞，活过九十五。

常打太极拳，益寿又延年。

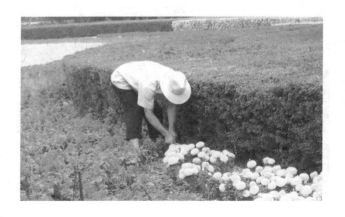

冬天动一动，少闹一场病。

冬天懒一懒，多喝药一碗。

锻炼与健康

卫生是妙药，锻炼是金丹，

铁要趁热打，人要自幼炼，

锻炼要趁小，别等老时恼，

少年不锻炼，老大病来找。

动与静的辩证法

养生在动，养心在静。

物极必反，动过则损。

天主生物，故恒于动，

人有此生，亦恒于动。

生命在于运动

健康在于心情，

生命在于运动；

白天按时活动，

身体就会康宁。

晚上按时休息，

精神就会安逸。

遵循生活规律，

身体健康无病。

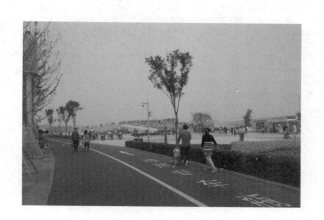

下　篇
养生健康谣

十三、综合养生

养生"十六宜"

发宜常梳，面宜常搓，

目宜常转，耳宜常清，

齿宜常刷，口宜常闭，

津宜常咽，心宜常静，

气宜常提，神宜常存，

背宜常暖，腹宜常摩，

胸宜常扩，足宜常搓，

言宜常默，肤宜常浴。

养生"多"与"少"

少肉多菜，少盐多醋，

少衣多浴，少食多嚼，

少糖多果，少车多步，

少忧多眠，少怒多笑。

一日养生三字经

清晨醒，养养神，

动动肢体再起身。

床边坐，别急起，

按摩双膝再站立。

温开水，喝半杯，

血脉通畅最宝贵。

大小便，要排空，

清肠排毒一身轻。

日出后，可锻炼，

空气新鲜利身体。

吃早餐，很重要，
准时更要营养好。
搓鼻梁，揉眼睛，
远离花眼和感冒。
指梳头，干洗脸，
头脑清醒容颜好。
齿常叩，舌常转，
生津固齿又健脑。
保健穴，常按摩，
健身祛病好处多。
管住嘴，常动腿，
腿脚灵活得病少。
按时睡，按时起，
跑步跳舞健身体。
大步走，小步跑，

一天万步比较好。
少吃甜，多吃素，
避免患上糖尿病。
少吃咸，不吃肥，
防止心脑血管病。
午饭后，睡一觉，
自我调节减疲劳。
晚餐少，宜清淡，
有利消化和睡眠。
晚饭后，散散步，
身心放松睡眠好。
睡觉前，泡泡脚，
按摩涌泉胜吃药。
戒吸烟，限喝酒，
少打麻将多吹牛。

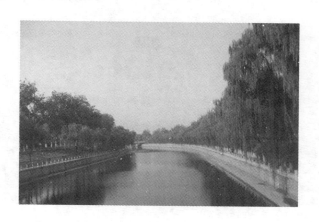

健康生活三字经（八则）

（一）

春穿衣，要保暖，

衣领口，要松软；

夏穿衣，要透干，

秋加衣，穿脱缓；

冬穿衣，要轻暖，

寒冷时，头戴棉；

头背脚，都要暖。

（二）

喝温水，切要慢；

早餐粥，要勤换；

进饭食，要稍慢；

饮咖啡，用茶换；

果和蔬，多替换；

定时量，去吃饭；

把六高，往下砍；

饭和菜，要清淡；

油脂类，要低限；

精米面，薯来换；

看成分，要分辨；

不花钱，来替换；

野山菜，常陪伴；

防坏肚，土特产；

晚餐量，往下减。

（三）

身体好，靠睡眠；

打呼噜，莫轻看；

少被唤，醒自然；

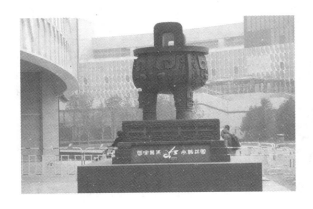

环境好，要挑选；

常理发，勤洗澡；

睡醒后，起床慢；

照镜子，把舌看；

到时间，排大便；

排便时，轻又缓；

大小便，要看看；

有异常，要检查；

洗漱水，有温感；

刷牙齿，轻而缓；

稍歇歇，再吃饭；

（四）

闲暇时，耳摸按；

环境净，隔噪源；

舒心事，多点干；

干活时，要缓慢；

常服药，备身边；

泡洗脚，在睡前；

常伸腰，长蹬腿；

常梳发，指甲短；

动和静，常变换；

地方小，也要练；

没事时，常揉手；

自按摩，天天伴；

健身穴，要常按。

（五）

健步走，适当远；

运动时，要缓慢；

太极拳，要常打；

八段锦，要常练；

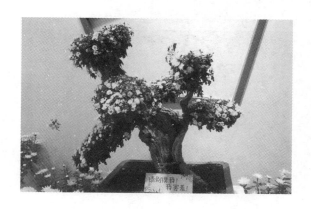

胳肢窝，捏拽团；

腰常划，大圆圈；

五字功，要常练；

心境静，体平安；

常卸、泄，压力感；

病的事，忘、散、淡；

急性格，要改变；

宽心谣，要常念。

（六）

欲长寿，有其道，

胸怀宽，其重要。

轻名利，是非薄，

烦心事，皆可抛。

黎明起，跑和跳，

动与静，结合妙。

勤劳动，更需要，

手脑活，身体俏。

（七）

严戒烟，酒限量；

测血压，常分辨；

量体重，比较看；

改一改，坏习惯；

C性格，变一变；

好身体，要勤检；

按要求，药增减；

犯病时，呼救传；

相克物，要避免；

病消退，抽丝般；

春风邪，要防范；

夏暑湿，可出汗；

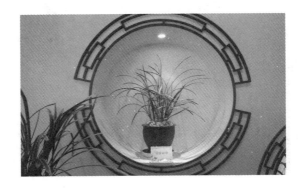

秋燥邪，晚穿棉；

冬寒邪，多锻炼。

（八）

喝绿茶，多吃豆，

睡好觉，常运动，

酒限量，烟戒掉，

天天笑，容颜俏。

保青春"常"字谣

发常梳，目常运，

脸常搓，鼻常压，

耳常捏，齿常叩，

津常咽，脖常转，

肩常松，臂常甩，

胸常扩，腹常收，

腰常拧，背常捶，

膝常弹，脚常洗，

脑常思，步常履，

手常洗，面常笑。

健康"四大基石"

现代生活方式变，

慢性急病多常见；

健康生活可避免，

四大基石保平安；

合理膳食看指南，

适当运动多锻炼；

戒烟限酒是重点，

心理平衡要乐观。

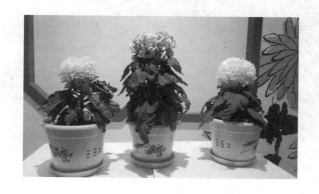

保健"四句话"

返璞归真的环境；

适量有氧的运动；

合理营养的膳食；

与世无争的心情。

保健"四有"诀

恒动能静，劳逸有度；

粗茶淡饭，起居有常；

勤学多思，读写有则；

寡欲无奢，言行有当。

保健"四理念"

合理膳食，适量锻炼。

心理平衡，限酒戒烟。

贵在坚持，天天如此。

保健格言，牢记心上。

做到四点，就会实现。

终生无病，长寿百年。

养生五字歌（三则）

（一）

生活有规律，设好生物钟。

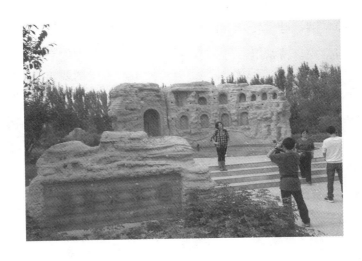

起居须定时，睡眠不可少。

时而慢跑步，抽空勤做操。

活动筋骨舒，食增脾胃好。

早餐营养精，中餐吃得饱。

晚餐宜清淡，糖盐量宜少。

素菜样样丰，节制饮食好。

劝君莫抽烟，勿贪各种酒。

节欲是关键，色为寿之仇。

夫妻性生活，也要有节制。

（二）

人若要健康，思想要重视。

财为身外物，不正勿贪求。

遇事勿发怒，性情要温柔。

劳逸相结合，锻炼恒持久。

若能照此做，健康又长寿。

（三）

看人老不老，先看走与跑。

能走腰腿壮，能跑心肺好。

人老腿先老，防老多走跑。

防老先防病，防病多运动。

只要坚持练，功强心情高。

起居有规律，身壮得病少。

戒烟少饮酒，晚餐不吃饱。

满园青山在，夕阳无限好。

一日养生七字谣

六七十岁不算老，

延年益寿有诀窍：

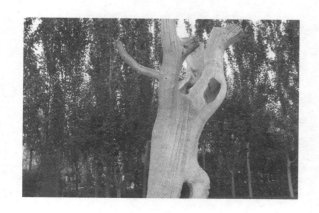

早晨一杯白开水，
以步代车览市貌；
甩手踢腿弯弯腰，
每天做套保健操；
吃罢早餐散散心，
听听广播看书报；
中饭宜精吃得好，
多吃清淡勿过饱；
少油低盐高蛋白，
豆腐蔬菜好佳肴；
午饭过后略少睡，
谨防感冒盖好被；
稍息过后喝杯水，
上趟厕所看电视；
四点过后走一圈，

回家之后做晚饭；
粥能治病喝不厌，
小米不忘放绿豆；
老人最多喝一碗，
少些青菜保安全；
喝过小粥别着急，
看看新闻啥问题；
若要出门溜一圈，
回来再把电视看；
看戏可别动感情，
都是编剧瞎编的；
有些剧情接地气，
若要警示也可以；
电视看到九点半，
洗洗涮涮要休息；

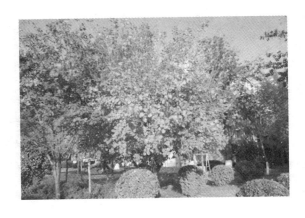

上床以后别瞎想，

一觉睡到太阳起；

另外你还要牢记，

以劳带动养身体；

家务小事勤动手，

市场天天瞧一瞧；

发现小病早去治，

防癌防毒防感冒；

勤动脑子多思考，

增强智力防衰老。

一日饮食七字谣

一杯酸奶一碗浆，

四杯绿茶保健康；

天天喝杯葡萄酒，

有益心脏气血旺；

多吃木耳血不稠；

大蒜切片抗癌王；

还要常吃西红柿，

炒蛋做汤驱病狂；

玉米当作黄金物，

卵磷亚油高含量；

荞麦燕麦与小米，

降脂降压又降糖；

加上南瓜与苦瓜，

红薯山药更逞强；

长期食用胡萝卜，

准保健美脸放光；

时常服用螺旋藻，

各种疾病全赶跑；

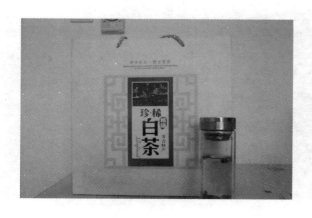

食鸡食鱼又食虾，

动物虽小营养大；

搭配青菜与水果，

有氧运动不能忘；

当笑则笑心情好，

活到百岁不是梦。

保健"八"字谣

日行八千步，夜眠八小时。

三餐八分饱，一天八杯水，

养心八珍汤，强体八段锦，

无病八十八，有寿百零八。

病来如山倒，病去如抽丝。

丑病不瞒医，瞒医害自己。

防癌谣

癌虽如虎狼，警惕亦可防。

首先戒烟酒，吃饭勿太烫。

切忌暗悲伤，更应心宽畅。

卫生要讲究，不吃发霉粮。

致癌黄霉素，易染杂粮上。

玉米和花生，生霉毒最强。

通风粮勤晒，有益家丁壮。

馒头蒸锅水，也为致癌汤。

煤烟车废气，毒物内外藏。

体质是根本，锻炼切莫忘。

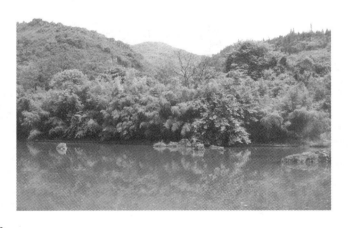

高血压"十怕"谣

一怕性子急，冲动发脾气。

二怕有苦衷，心情受压抑。

三怕事忙乱，烦忧多难题。

四怕灾害至，精神强刺激。

五怕嗜酒肉，体胖血管细。

六怕连失眠，熬夜不节欲。

七怕头猛震，抬举过用力。

八怕大便干，肉燥体温起。

九怕烈日晒，风寒亦应避。

十怕病吓倒，又怕太大意。

请君自检点，可防脑血溢。

健康生活"二十点"

炒菜油盐少放点，

口味别咸清淡点，

戒烟限酒自觉点，

体重腰围控制点，

伸腰伸腿勤动点，

青菜水果多吃点，

五谷豆类杂食点，

开水牛奶多喝点，

精神愉快放松点，

休息睡眠充足点，

每日两便通畅点，

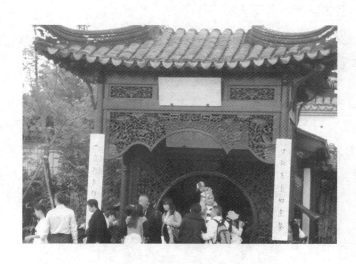

个人卫生良好点，

血压心率常测点，

勤看医生定时点，

生活过得滋润点，

防治知识多懂点，

思想态度重视点，

行动改变快一点，

养成习惯坚持点，

身体健康长寿点。

防病"忌"与"健"

一日之忌者，暮无饱食。

一月之忌者，暮无大醉。

一岁之忌者，暮须远内。

终身之忌者，暮常护气。

健康应该怎样做

被褥常晒，衣服常洁。

室内整洁，户外空旷。

空气流通，沐浴阳光。

饭前洗手，晚洁口腔。

清心寡欲，起卧宜常。

恬淡乐观，情志开朗。

生活规律，饮食适当。

不嗜烟酒，素食为养。

三餐定时，少吃盐糖。

早餐宜足，晚餐适量。

性欲要节，精气要养。

多吃瓜果，少喝药汤。

定期体检，贵在预防。

手脚勤劳，身体安康。

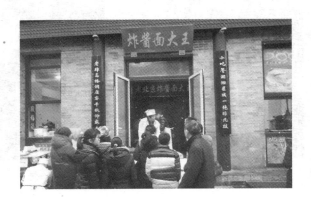

健康益寿歌

漫步绿地鲜花丛，

公园友聚谈笑中。

无忧少虑退休福，

阅读旅游兴趣浓。

怨怒悲辛长忘却，

热心服务不求功。

笑颜常驻心开朗，

善解闷愁意自松。

琴棋书画好消遣，

家务拳操气血通。

红酒虽好也宜少，

卷烟含毒久伤身。

早眠习静安魂梦，

晨起跑步吸晓风。

名缠利索前车鉴，

助人为乐添光荣。

修养锻炼要坚持，

磊落胸怀老还童。

简单养生谣

烟酒不沾边，吃饭七分饱，

生活有规律，乐观无烦恼。

不求鱼肉多，只求饭菜好，

要静也要动，锻炼不可少。

健康生活方式谣

现在钱好赚，幸福大无边；

生活式样多，健康是关键。

如果不注意，患病就提前；

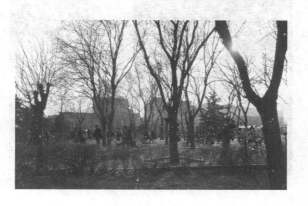

肥胖糖尿病，血压还要变。

养生知识多，健康大使传；

一二一行动，健康永相伴。

运动方式多，走路最简单；

不上健身房，随时可锻炼。

日行一万步，其实并不难；

不是纯粹走，活动可折算。

洗衣或拖地，爬楼和煮饭；

做事当运动，生活中锻炼。

饭后百步走，一定不能懒；

健步拍手操，帮你把身健。

骑车上下班，健康又低碳；

不要坐电梯，久爬腿不软。

要想体力好，每周去爬山；

轻松忘烦恼，空气又新鲜。

膳食要合理，水果不可免；

每周两天素，粗粮不可减。

午餐要足量，晚餐要精减；

吃到七分饱，美食不能贪。

健康新基石，限酒加戒烟；

保肺不伤肝，健康又省钱。

吃动要平衡，两边不能偏；

运动要适量，最好出微汗。

瘦者壮肌肉，胖者把肥减；

男人更精神，女人不失眠。

做到以上事，效果就明显；

无病又快乐，健康每一天。

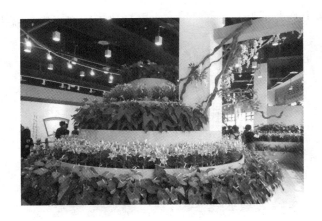

日常养生歌（二则）

（一）

目常动，近视花眼远离身；

口常漱，自体生津保康健；

耳常弹，耳聪目明精神爽；

面常擦，少生皱纹容颜润；

发常梳，明目祛风发乌亮；

腹常揉，消积理气代谢好；

胸常扩，保护心肺最重要；

腰常活，活腰固肾健之本；

肛常提，浊消阳升保青春；

肢常摇，肢节百骸灵活永。

（二）

君欲求长寿，养生最重要。

起居须定时，睡眠不可少。

早起跑跑步，抽空做做操；

活动筋骨舒，食增脾胃健。

早餐营养好，中餐要吃饱；

晚餐宜清淡，糖盐量宜少。

素菜样样吃，饮食应有节。

饭前须洗手，饭后漱漱口。

劝君莫抽烟，勿贪杯中酒。

遇事不发怒，性情要乐观。

劳逸需结合，锻炼贵坚持。

若能照此办理，永走长寿路。

——清·周慎斋

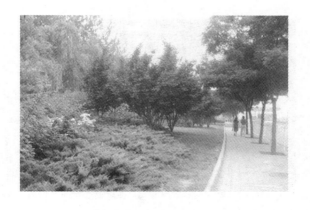

防治哮喘歌

哮喘本是外邪侵，

好发三夏与冬春；

预防为主抓关键，

补气防感防过敏。

哮喘痛苦在复发，

活本重在补气血；

刺激合谷和胃俞，

补足气血哮喘傻。

冬春哮喘由风寒，

注重温阳即了然；

艾灸关元足三里，

脾俞拔罐太溪按。

夏季哮喘因署湿，

按柔合谷足三里；

肺俞印堂阴陵泉，

按摩一季哮喘离。

健康生活要简单（三则）

（一）

健康生活要简单，

省功少事省时间。

酒色财气四道墙，

人人都在里边藏；

若能跳出墙外去，

不是神仙也寿长。

（二）

白米饭，鸡蛋炒，

一样吃得肚皮饱；

硬木床，铺得厚，

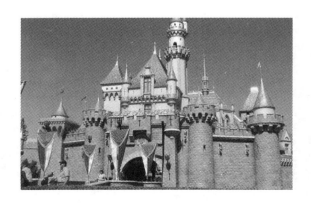

一样让你睡个够。

（三）

廉价衣，穿着好，

不怕皱来不怕磨；

土坯房，地气好，

干干净净延寿宝。

生活有规律

生活规律，起居有常，

有劳有逸，经常运动，

饮食有节，粗细多样，

低盐少脂，防止肥胖，

戒烟限酒，长寿健康。

健康要记住

寡欲精神爽，多思血气伤。

有泪尽情流，疾病自然走。

宁走十步远，不走一步险。

运动要记住

养成慢节奏习惯，

做事应量力而行，

锻炼到身体微热，

可尽力尽兴而止。

养生可延年

人生苦寿短，孜孜求永年。

秦皇觅妙药，汉武炼灵丹。

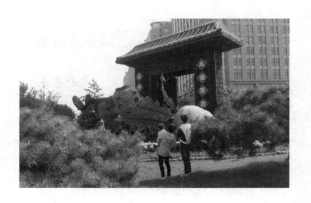

盘古开天地，谁见活神仙？

有生必有死，永生是枉然。

长生虽无方，养生可寿添。

要知养生道，先学辨证观。

内因和外因，内因是关键。

治疗和预防，预防应为先。

运动和静养，二者不可偏。

治标和治本，因果紧相连。

食疗和药疗，互补功效显。

生理和心理，都要重保健。

识医多高寿，适时常子安。

献此养生歌，愿与君共勉。

生活少与康

吃饭七成饱，穿戴适当少，

耐点饥和寒，益寿又延年，

若要身体安，三分饥和寒。

男子发少优势多

老年男子，有的秃顶。

雄性激素，分泌旺盛。

智慧闪光，脑子聪明。

不易患得，三种疾病：

骨质增生，骨质疏松，

肿瘤癌症，心血管病。

故而健康，增延寿命。

百岁寿星，大都秃顶。

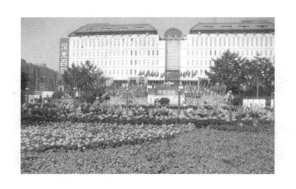

十四、古今名人谈养生

陶弘景话"久"与"伤"

久视伤血，

久卧伤气，

久立伤骨，

久行伤筋，

久坐伤肉。

——南朝·陶弘景

陈继儒说养生

多饮酒则气升，

多饮茶则气降，

少肉食谷则气滞。

——明·陈继儒《养生肤语》

丁甘仁话头发与健康

发为血之余，

血虚则发落。

康节话健康

爽口物多终作疾，

快心事过必为殃。

知君病时能服药，

不生病前能自防。

——北宋·康节《奉亲养老新书》

冯梦龙说健康

酒是烧身焇焰，

色为割肉钢刀。

——明·冯梦龙《警世通言》

黄庭坚话养生

粗茶淡饭饱即休,

补破遮寒暖即休,

三平二满过即休,

不贪不妒老即休。

——北宋·黄庭坚《四休居士诗三首并序》

爱新觉罗·弘历话养生

吐纳肺腑,活动筋骨,

十常四勿,适时进补。

——清·爱新觉罗·弘历

张仲景话饮食养生

食毕当漱口刷牙,

牙齿可不腐口香。

夜饱损一日之寿,

夜醉损一月之寿,

一妾损一岁之寿,慎之。

——汉·张仲景《金匮要略》

朱锡绶养生法

琴医心,花医肝,

香医脾,石医肾,

泉医肺,剑医胆。

——清·朱锡绶《幽梦续影》

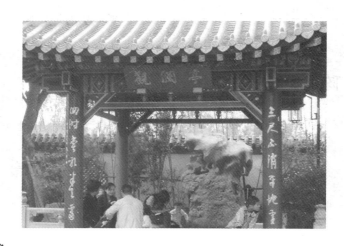

谢觉哉养生诀

吃饭莫饱，走路莫跑，

说话要少，睡觉要早，

遇事莫恼，经常洗澡。

——谢觉哉

杨琛长寿诀

心常静，骨力劲；

胸怀开，筋骸硬；

脊梁直，肠胃净；

耳目清，神跟定；

腰腿健，精魂正。

——清·杨琛（99岁）

孙思邈健康长寿谣

四体勤快，每天劳动。

行医看病，上山采药。

节制饮食，细嚼缓咽。

食不过饱，酒不过量。

饭后盥漱，睡不张口。

——唐·孙思邈（101岁）

张群养生不老歌

起得早，睡得好，

七分饱，常跑跑，

多笑笑，莫烦恼，

勤用脑，永不老。

——民国·张群

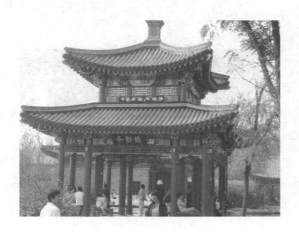

李秀文养生法

吃饭留三口，

饭后百步走。

——李宗仁夫人李秀文（102岁）

帅梦奇养生法

坚持锻炼，

乐观豁达，

忘私心慈。

——帅梦奇（102岁）

马寅初养生法

饮食素淡，心胸开阔，

锻炼、冷水浴和游泳。

——马寅初（100岁）

吴西话养生

老身如拇指，

要粗壮，常捏以健脑；

老伴如食指，

要相随，常捏可健胃；

老友如中指，

要知心，常捏可强心；

老本如无名指，

要充裕，常捏可强肝；

老小如小指，

要通顺，常捏可壮肾。

——吴西（105岁）

苏步青谈养生

早起喝一杯蜂蜜水，

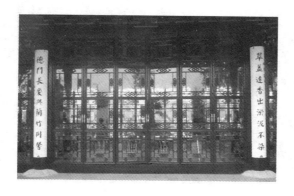

睡前喝一点酒安眠，

热水泡脚，冷水擦身。

——苏步青（101岁）

罗明山说保健

树老先老根，人老先老腿。

要想腿不老，踢毽是个宝。

要想腿不废，走路往后退。

饭后要散步，不用进药铺。

百日不出门，走路头也晕。

走路往后退，地方要选对。

冷水常洗脸，美容又保健。

无事勤扫屋，强如上药铺。

走路多留心，摔倒麻烦多。

活动好比灵芝草，

何必苦把仙方找。

——老中医罗明山（116岁）

芦晓兰谈防衰老

睡得好，起得早，

双手梳头清头脑。

常洗眼，常揉鼻，

减少感冒和眼疾。

多搓耳，多叩齿，

耳灵齿坚一辈子。

多劳动，多走路，

舒筋活络壮六腑。

暖背心，揉脚心，

长期坚持少毛病。

少吃荤，多吃素，

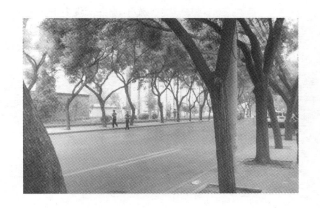

137

五谷杂粮粗为主。

早吃干，晚吃稀，

中午饱吃莫过脐。

酒少喝，烟要忌，

莫把老命当儿戏。

春要捂，秋要冻，

夏凉冬暖莫稀松。

少吃药，少打针，

尽量减少抗药性。

眼光长，心放宽，

无忧无虑常乐观。

——四川山村农妇芦晓兰（103岁）口述，摘自《百岁老人长寿歌》

开心一刻

"聪明之举"

一天，父亲对自己7岁的孩子说："姚姚，我要你拿这封信到邮局去，并替我寄出。你现在已经长大了。所以你不会做错的，是吗？"

孩子回答道："不会错的，爸爸，我是很小心的。"父亲又说："看，这是0.80元钱，我要你去买邮票，寄这封信。"孩子说："可以，爸爸。"他匆匆地走了。

过了半个小时，他回来了，笑嘻嘻，很高兴的样子。父亲便问："姚姚，你已经照我的吩咐把信寄出去了？"孩子回答说："是的，并且我还节省了这0.80元钱。我走到邮局的时候，看见许多人把信放进邮箱里。我在没有人的时候把信放了进去，没花1分钱。"

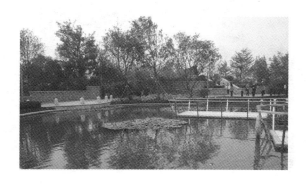

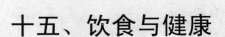

十五、饮食与健康

食疗歌（二则）

（一）

万物蔬菜养生宝，

饮食多样经你调。

白菜利尿减毒素，

黄瓜减肥有成效。

萝卜消食开脾胃，

蘑菇抑制癌细胞。

清热减毒马齿草，

盐醋防毒消炎好。

韭菜温中开胃口，

又能补肾暖膝腰。

夏吃西瓜通脉络，

芹菜能降血压高。

甘瓜良药降血糖，

葱姜热汤治感冒。

花生能降胆固醇，

生梨饭后化痰好。

木耳抗癌素中荤，

莲藕除烦解酒妙。

山楂解肥除疝气，

山药益肾降糖尿。

利肠通便食猪血，

气短虚弱吃山药。

营养丰富胡萝卜，

常吃身体不显老。

紫茄祛风通经络，

禽蛋益智营养高。

常吃瓜子美容颜，
多食芝麻抗衰老。
柿子止咳润心肺，
解酒醒酒有妙招。
健脾益气食葡萄，
秋食悦色人不老。
辛辣蒜头杀病菌，
抑制癌症猕猴桃。
海带预防白血病，
去脂降压也很好。

（二）

赤豆解毒医疔疮，
绿豆解署降温妙。
老年便秘用芦荟，

妇女美容不易老。
白菊明目平肝火，
黄菊泡菜把热消。
高压低压荠菜花，
眼底出血荠菜熬。
金针花蕾治黄疸，
清新降火榆钱好。
萝卜化痰清胀气，
瓜豆消肿又利尿。
红枣补气养心血，
熬粥加枣皮肤好。
生津安神属乌梅，
润肺乌发吃核桃。
香蕉通便解胃火，

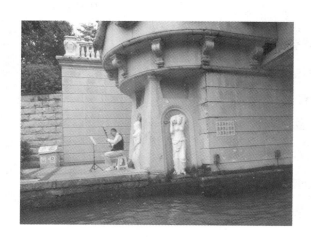

葱蒜解毒蚊不咬。

预防中风食紫菜，

护脑血管土豆好。

湿疹骚痒用花椒，

常吃洋葱除病灶。

菠菜含铁补血药，

预防贫血抗衰老。

枸杞全身都是宝，

延年益寿离不了。

老年莫忘吃红薯，

通便防癌有奇效。

清热解毒吃香椿，

健脾理气效果好。

坚持常食西红柿，

黑斑雀子自然消。

健身益体无花果，

果叶药用价值高。

咽喉肿痛泡茶饮，

痔疮脱肛熏洗好。

咳嗽祛痰食冬瓜，

水肿肾炎也治疗。

南瓜消炎补益气，

养生去病非常妙。

经常不断吃豆渣，

预防癌症亦妙招。

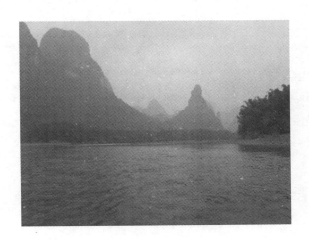

养生之"一"歌

常吃一点蒜，消毒又保健；

多吃一点醋，不用上药铺；

多吃一点姜，益寿保安康；

乱吃一顿伤，会吃千顿香；

干净一身轻，不净百病生；

饭前一碗汤，不用开药方；

每天一只果，老汉赛小伙；

饭后一支烟，伤胃又伤肝；

多练一身功，老来少生病；

练出一身汗，小病不用看；

晨起一杯水，到老不后悔。

进食需注意

甘草鲤鱼性相反，

二者同食定伤身。

羊肉滋补作用大，

若遇西瓜便相侵。

香蕉芋头本不合，

同食入胃疾病多。

黄瓜生熟都可口，

进食之际忌花生。

黄鳝皮蛋算佳肴，

同食就会染疾病。

芥菜味好有根据，

若遇兔肉伤身体。

红薯柿子若同吃，

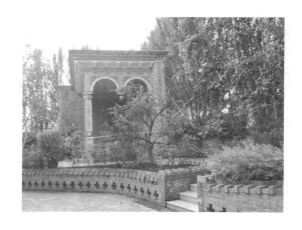

体内形成胆结石。

鸡蛋若遇消炎片，

两相争斗病难缠。

豆腐蜜糖伴着吃，

味道虽好毒攻心。

狗肉滋补须注意，

若遇绿豆便无益。

中药抗衰老歌

中药养生古人传，

枸杞入肾还童年。

五味提神又保肝，

健脾益气用怀山。

当归补血又通脉，

人参扶元把气转。

白术利湿脾胃健，

八仙长寿熟地填。

返老还童黄精见，

首乌黑发又延年。

滋补肝肾用川断，

灵芝能把寿命延。

泽泻可把血脂减，

鹿茸又把精血添。

红枣益气脾胃健，

蜂蜜润肺气还原。

甘草益气毒气减，

菊花明目治头眩。

红花丹参瘀血散，

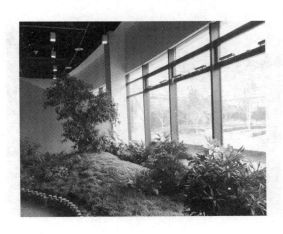

三七活血能扩冠。

麦冬生津除虚烦，

女贞能把真阴还。

山楂降脂血压减，

毛冬冠心清血栓。

头痛天麻与蜜环，

杜仲强腰筋骨健。

阿胶止血补血源，

有刺五加扶正坚。

青木香降血压显，

茯苓利水治失眠。

养生之经记心间，

抗衰防老寿延年。

宝塔膳食歌

城市膳食偏营养，

膳食宝塔来帮忙；

摄入种类分五层，

层层都有建议量。

一层谷物和薯类，

每天半斤到八两；

二层蔬菜和水果，

各吃一斤较适当。

三层肉鱼和蛋类，

肉食不要超一两；

超量摄入易发胖，

高脂高压高血糖。

鱼类食品少脂肪，

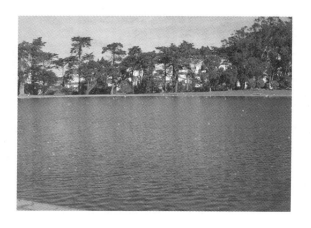

建议摄入一二两；

鸡蛋一个很适当，

物美价廉可推广。

奶类豆类为四层，

奶或制品共六两；

豆类最好做豆浆，

至少一斤半以上。

五层一定要限量，

盐为六克油半两；

清淡膳食要提倡，

多种疾病可预防。

饮水要达一千二，

最好做成素菜汤；

每天运动六千步，

吃动平衡身体壮。

膳食宝塔供参考，

每天不必限此量；

只要每周总控制，

单顿多吃也无妨。

膳食种类多而广，

随时要变新花样；

多吃素菜和粗粮，

一生快乐又健康。

食品中的"六宝"

圣果核桃果中宝，

补肾养肝健大脑；

百果之王猕猴桃，

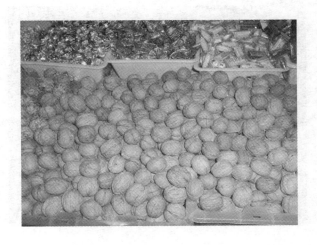

营养保健是瑰宝。

海带海藻水中宝，

净化血液保健好；

黄金玉米粮中宝，

养血防癌健大脑。

黑木耳是宝中宝，

稀释血液溶栓好。

胡萝卜是菜中宝，

抗癌降压防感冒，

增强心脏血流量，

养眼养颜皮肤好。

饮食"十为"

淡食为宜，杂食为优，

素食为主，狂食为禁，

慢食为佳，粗食为好，

鲜食为妙，暴食为忌，

淡茶为友，温茶为适。

合理膳食

肥胖是病经常见，

饮食不良把病揽。

若要把病甩一边，

合理膳食是关键。

油半两，六克盐，

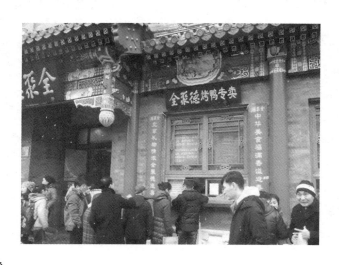

健康食物要清淡。

粗粮增，肉类减，

蔬菜水果占多半。

家禽蛋，奶豆添，

合理搭配最关键。

八分饮，食不贪，

早餐要好晚要简。

腰围长，寿命短，

体重指标要勤算。

多锻炼，把嘴管，

肥胖超重可避免。

糖尿病，大可减，

高血压，会少患。

膳食宝塔要多看，

健康快乐到永远。

养生"一"与"三"

一日吃三枣，终生不显老。

一顿三片姜，终生保健康。

一日三两鱼，血流没问题。

一日三两虾，血管不硬化。

节后养生要注意

节日激情已退，生活回到原位。

过节吃喝很累，餐餐都是美味。

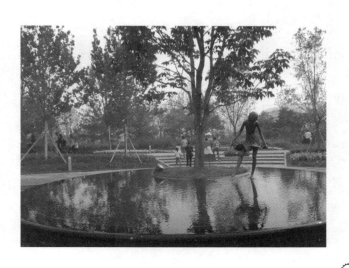

自己身体宝贵，开始清理肠胃。

白天多喝开水，晚上早点去睡。

"勿多"身体好

贪食鱼儿易上钩，

食多臃肿不自由。

是非只为多开口，

烦恼皆因强出头。

食不厌杂歌

粗粮细粮，地里生长，

主食副食，蛋白脂肪。

淀粉纤维，矿物适量，

维生素族，搭配适当。

动物植物，样样都尝，

营养齐备，身体健康。

过犹不及歌

饮食过多，营养过剩，

体胖血稠，诱发百病；

饮食过少，营养不良，

体瘦赢弱，危害健康。

一日保健

喝绿茶，吃大豆。

睡好觉，常运动。

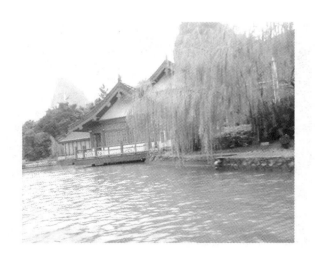

酒限量，烟戒掉。

天天笑，容颜俏。

一日三餐与健康

早饭好而少，

午饭厚而饱（八九分饱），

晚饭淡而少，

宁可锅中放，

不让肚饱胀。

饮食比例与健康

细粮四，粗粮六；

主食四，副食六；

动物四，植物六；

一把蔬菜一把豆，

一个鸡蛋加点肉。

科学选择食品

味美色艳，营养保健；

心悦就餐，身体康健；

贪图味美，贪图色艳；

忽略营养，忽略保健；

吃出病来，为时已晚；

损害身体，受罪花钱；

敬劝诸君，合理食膳；

心安神怡，体康身健。

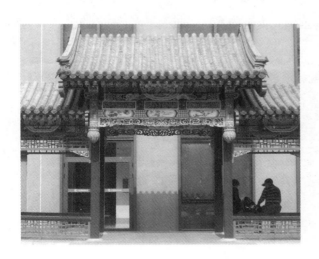

健康吃什么（七则）

（一）

食物多样，谷类为主，

粗细搭配，细少粗多，

薯类蔬菜，以粮为主，

肉菜为副，水果为辅。

（二）

五谷杂粮，粗细搭配；

五果相助，营养平衡；

五畜增益，营养丰富；

五菜充足，疏通壅滞。

（三）

五谷为养，五果为助，

五畜为益，五菜为充，

气味合而服之，以补精益气。

（四）

食重口中臭，

多食如厕勤。

睡前吃夜宵，

肥胖不饶人。

劝君莫贪吃，

体健身材美。

（五）

吃米带点糠，

营养又健康。

常吃素，好养肚。

三天不吃青（菜），

两眼冒金星。

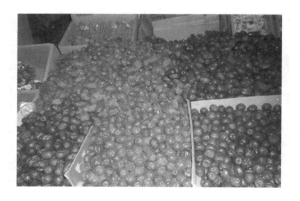

（六）

鱼生火，肉生痰，

五谷杂粮把身健，

一把蔬菜一把豆，

一个鸡蛋加点肉，

五谷杂粮搭配好。

萝卜豆腐不能少，

健康不全靠吃肉，

粗茶淡饭营养够。

（七）

黄金作物老玉米，

营养保健数第一。

营养之花大黄豆，

抗癌蛋白最优秀。

小米镇静又安眠，

除湿健脾肠胃安。

晚上睡个安稳觉，

大便不稀又不干。

荞麦、燕麦有三降：

降压降脂降血糖。

山药土豆红白薯，

它们都有四吸收：

吸收血糖和血脂，

吸收水分和毒素。

防糖尿病护肠胃，

通便不得胃下垂。

蔬菜与健康（七则）

（一）

萝卜出了地，

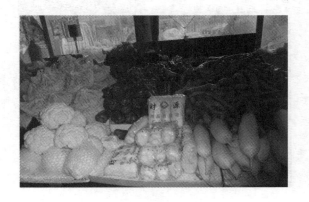

郎中没生意。

春韭食则香,

夏韭食则臭。

(二)

胡萝卜,小人参;

经常吃,长精神。

多吃芹菜别担心,

降低血压没疑问。

(三)

西红柿,营养好,

常吃年轻疾病少。

黄瓜减肥有成效,

女士美容不可少。

香蕉通便解胃火,

葡萄悦色令年少,

生津安神数乌梅,

蜂蜜益寿又润燥,

萝卜化痰胀气消,

韭菜补肾暖膝腰,

大蒜抑制肠胃炎,

盐醋防毒消炎好,

花生能降胆固醇,

瓜豆消肿又利尿,

鱼虾能把乳汁补,

动物肝脏明目好,

禽蛋益智营养高。

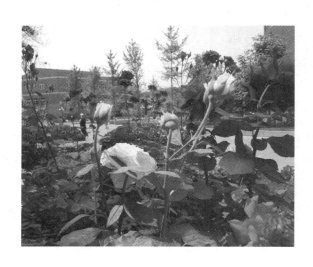

（四）

人讲苦瓜苦，我说苦瓜甘；

甘苦任君择，不苦哪有甜；

朝食三片姜，胜过人参汤；

早晚吃点姜，百病都不长；

日食三片姜，胜过开处方；

苦菜赛花香，常吃身体棒；

苦菜叶子苦，常吃不用补。

（五）

女子三日不断藕，

男子三日不断姜。

冬至萝卜夏至姜，

不需医生开处方。

（六）

大蒜是个宝，

常吃身体好。

若是大葱蘸酱，

让你越吃越胖。

（七）

要想止住咳，

深冬就吃鹅，

喝鹅汤，吃鹅肉，

一年四季不咳嗽。

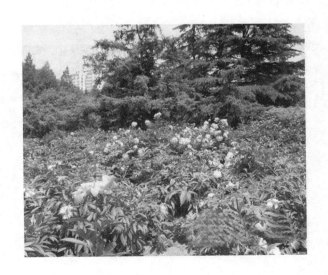

水果与健康（三则）

（一）

日食一苹果，

医生远离我；

一日两苹果，

毛病绕道过。

苹果止泻营养高，

生梨润肺化痰好，

抑制癌症猕猴桃，

橘子理气化痰好。

（二）

核桃山中宝，

补肾又健脑，

常把核桃吃，

润肺又乌发。

桃饱人，杏伤人，

李梅树下抬死人。

（三）

食枣好处多。

健胃又补脾。

一天一个枣，

终生不知老；

每天食三枣，

常年不显老。

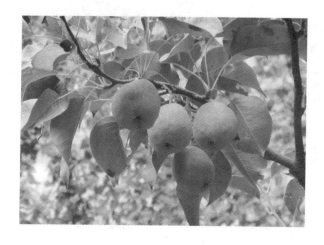

食粥歌

世人个个想长年，
不悟长年在目前，
我得宛丘平易法，
只将食粥致神仙。
——南宋《食粥诗》

粥疗歌

若要不失眠，煮粥添白莲；
要想皮肤好，米粥煮红枣；
气短体虚弱，煮粥加山药；
治理血小板，煮粥花生来；
心虚气不足，桂圆煨米粥；

要治口臭症，荔枝粥除根；
清退高热症，煮粥加芦根；
血压高头晕，胡萝卜粥灵；
要保肝功好，枸杞煮粥疗；
口渴心烦躁，粥加猕猴桃；
防治脚气病，米糠煮粥饮；
肠胃缓泻症，胡桃米粥炖；
头昏多汗症，煮粥加苡仁；
便秘补中气，藕粥很相宜；
夏令防中暑，荷叶同粥煮；
若要双目明，粥中加旱芹。

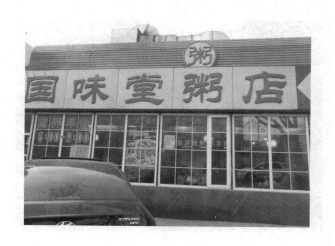

健康怎么吃（六则）

（一）

早吃好，午吃饱，

晚饭少而巧。

人愿长寿安，

要减夜来餐。

（二）

常欲肾实不空虚，

日食须知忌油腻。

太饱伤神饥伤胃，

太渴伤血多伤气。

——唐·孙思邈

（三）

怒时勿食，

食时无怒，

醉后勿饮冷，

饱食无便卧。

——《勿药元诠》

（四）

饮食过多则聚积，

渴饮过多则成痰。

——唐·孙思邈

食唯半饱无兼味，

酒止三分莫过频。

——明·龚廷贤

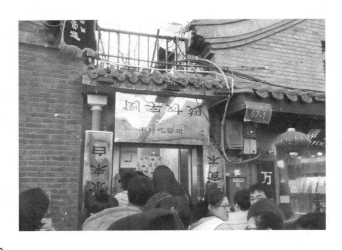

（五）

多食之人有五患，

　一者大便多，

　二者小便多，

　三者扰睡眠，

　四者身重不便，

　五者多食不消化。

——《东谷赘言》

（六）

早饭淡而少，

午饭厚而饱，

晚饭精而少，

无病直到老。

——清·马齐

喝汤与健康（四则）

（一）

绿茶豆汁葡萄酒，

抗癌健身命长久。

酸奶蘑菇骨头汤，

延年益寿保健康。

（二）

吃饭要喝汤，多吃容易胖；

饭前一碗汤，肠胃都健康；

吃饭多喝汤，免得开药方；

少吃多喝汤，苗条又荣光。

（三）

饭前先喝汤，胜过开药方；

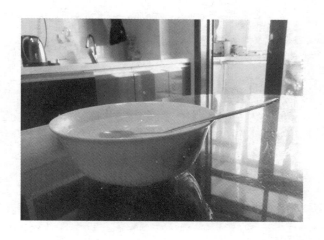

吃面要喝汤，免得开药方。

（四）

早茶一盅，一天威风；

午茶一盅，浑身是劲；

晚茶一盅，提神去痛；

茶叶若浓，小便通畅。

三杯饮进，浑身轻松。

以茶替水，雷打不动。

进食快慢与健康（二则）

（一）

饥不暴食，渴不狂饮。

狂饮伤身，暴食害胃。

细嚼慢咽，益寿延年。

吃似饿狼，追逐死亡。

（二）

吃得快，咽得慌，

既伤胃口又伤肠。

暴饮暴食会生病，

定时定量可安宁。

食物"三化"

一火化，烂煮也；

二口化，细嚼也；

三腹化，入胃自化也。

——清·曹庭栋

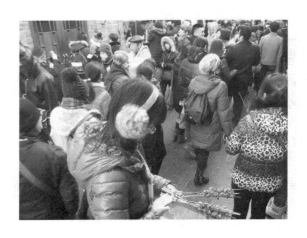

食量与健康

吃饭八成饱，

到老胃肠好。

宁可锅中放，

不可肚饱藏。

睡前少一口，

舒坦一整宿（xiǔ）；

每餐留一口，

活过九十九。

吃饭莫过饱，

饭后切莫跑。

吃"五味"与健康（三则）

（一）

多食咸，则脉凝泣而变色；

多食苦，则皮槁而毛拔；

多食辛，则筋急而爪枯；

多食酸，则肉胝䐜而唇揭；

多食甘，则骨痛而发落，

此五味之所伤也。

——《黄帝内经·素问》

（二）

辛走气，气病无多食辛；

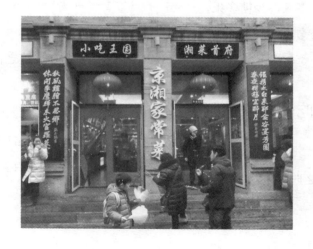

咸走血，血病无多食咸；

苦走骨，骨病无多食苦；

甘走肉，肉病无多食甘；

（三）

五味入胃，各归所喜，

酸先入肝，苦先入心，

甘先入脾，辛先入肺，

咸先入肾，久而增气，

物化之常也。

——《黄帝内经》

健康饮食多与少

少肉多菜，少糖多果，

少盐多醋，少车多步，

少食多餐，益寿延年。

四季吃什么（二则）

（一）

当春之时，

其饮食之味宜减酸增甘，

其饮食之味，

以养脾气；

当夏之时，

其饮食之味宜减苦增辛，

以养肺气；

当秋之时，

其饮食之味宜减辛增酸，

以养肝气；

当冬之时，

其饮食之味宜减咸增苦，

以养心气。

——宋·陈直《四时摄养篇》

（二）

春气温，宜食麦以凉之；

夏气热，宜食菽以寒之；

秋气燥，宜食麻以润其燥；

冬气寒，宜食黍以热性治其寒。

——《饮膳正要》

十六、卫生与健康

卫生要有好习惯

君若要健康，卫生是良方，
习惯要养成，肠胃要常清；
指甲经常剪，理发勤洗澡。
喝酒要限量，烟民不可当；
春捂秋要冻，啥病都不生。

饮食与卫生（三则）

（一）

若要预防肠胃病，
饮食一定要干净。
喝开水，吃熟菜，
不拉肚子不受害。

不讲卫生要短寿，
干干净净不得病，
神气淡则血气和，
嗜欲胜则疾疹作。

（二）

饭后一支烟，
害处大无边。
指甲经常剪，
疾病可不染。
衣服洗干净，
不得皮肤病。
吃完不漱口，
泔水满嘴有。
饭前要洗手，

饭后要漱口。

习惯成自然，

百病全赶走。

常洗衣服常洗澡，

常晒被褥疾病少。

人干净，有精神，

身体壮，病不侵。

开心一刻

把失去的时间补回来

王老师："你今天上数学课为什么睡觉？"

李晓晓："我是在听您的话，把失去的时间补回来。"

王老师："补什么时间？"

李晓晓："昨天我看电视到十一点半才睡，所以在数学课上要补足睡眠时间。"

（三）

饮了空腹茶，

疾病身上爬。

喝茶不洗杯，

阎王把命催。

千滚豆腐万滚鱼。

别把活"肉"吃进去！

吃饭不说话

进食说话争发言，

唾液四溅把病传。

饭桌若要谈生意，

请人吃饭没诚意。

食后不可大发怒，

怒后不可进食品。

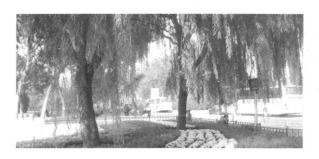

讲卫生与健康

身体健康重预防，
功夫完全在日常。
饭前便后要洗手，
卫生习惯要优良。
专用餐具定人用，
饭后洗净袋内装。
生吃蔬菜与瓜果，
洗净削皮不能忘。
夏天本是病发季，
防范措施要加强。
熟食冷荤剩余饭，
海鲜凉拌重点防。
不吃腐烂变质物，
不食病死猪牛羊。

饭菜食前要热透，
餐后烧开再储藏。
生熟食品要分开，
生熟刀具别混放。
交叉污染手易脏，
洗净方能少祸殃。
生猛海鲜要适量，
野生动物不轻尝。
把好病从口入关，
身强体健保安康。

防土豆中毒

土豆又叫马铃薯，
发芽变绿含剧毒，
有毒成分龙葵素，

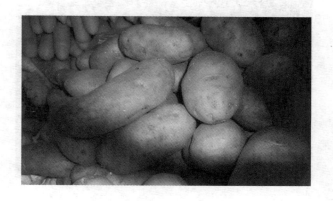

多发春末与夏初。

挖掉芽和周围肉，

有毒绿皮全削除。

清水浸泡半小时，

加醋炒炖放心煮。

防豆角中毒

菜豆扁豆四季豆，

烧炒一定要熟透，

外观鲜绿变暗绿，

没有豆腥再入口。

菜豆生来含毒物，

皂素血球凝集素，

若不热透除掉毒，

饱了口福命难顾。

轻者休息可自愈，

重者急救贵神速，

甘草绿豆煎汤剂，

可当茶饮解毒素。

防蘑菇中毒

蘑菇味鲜形状美，

若不识货莫进嘴，

常含剧毒别品尝，

否则要命会后悔！

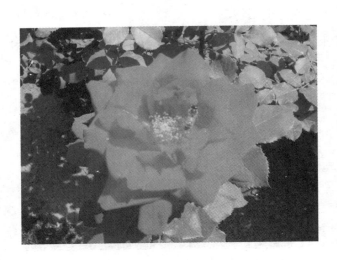

防豆浆中毒

豆浆营养很丰富，
适合大众做食补。
富含蛋白纤维素，
生喝鲜浆易中毒。
潜伏时间非常短，
腹胀下泻加呕吐。
头晕乏力不发烧，
预防关键烧开煮。
烧煮豆浆有诀窍，
出现泡沫未煮好。
泡沫消失浆沸腾，
再煮十分才达标。

防河豚中毒

河豚肉，味道鲜，
含有剧毒莫贪馋，
尚无特效解毒剂，
防止误食第一关。
河豚毒素不怕热，
高温去毒很难做，

若非专家来加工，
冒险品尝闯大祸！

防变形杆菌中毒

熟肉制品凉拌菜，
变形杆菌常作怪，
运输储存与加工，
处理不当污染快。
生熟工具不分开，
天热细菌繁殖快，
切实关注莫忘怀，
进了肚里准吃坏！
上吐下泻苦难挨，
必须催吐解难灾，
生姜加糖压汁服，
再吃生蒜四五块。

食物中毒快速处理法

食物中毒很常见，
发生以后怎么办？
教你三招应急法，

学会急用最灵验：

进食不久别慌急，

吐出毒物为第一，

手指压舌为工具，

刺激舌根咽喉壁；

催吐之后水补上，

多喝开水和米汤；

体力活动要减少，

毒素扩散当提防：

患者出现休克状，

找个地方平卧躺；

切莫胡搬瞎折腾，

盖上被子别着凉。

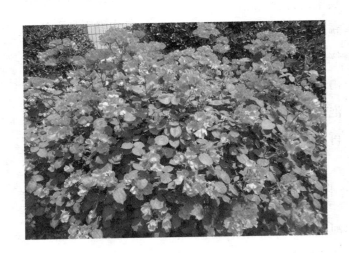

十七、烟酒与健康

戒烟益寿诀

吸烟伤肺口白斑，

毒气无情惹祸端。

癌症横行辄致命，

沉疴泛滥实麻烦。

耗资诱病蒙病患，

引火烧身不安然。

害己殃人应狠戒，

力求长寿保平安。

烟酒与健康（四则）

（一）

大鱼大肉，体胖血稠，

多烟多酒，命不长久。

不染烟酒，利于长寿。

（二）

烟有百害，而无一利。

吞云吐雾，伤害身体，

污染环境，损人害己，

奉劝君子，戒烟勿吸。

（三）

吃药不如戒烟，

治病不如防病。

烟酒不沾，身体强健。

戒烟限酒，健康长寿。

（四）

少量之酒，

健康之友；

酩酊大醉，

罪魁祸首。

酗酒"八害"

一伤脾胃二伤神，

三伤肝脏四伤心，

五伤性功六伤肾，

七伤大脑昏沉沉。

血管硬化第八害，

易患中风药不灵。

劝君少饮烈性酒，

保证健康最要紧。

莫喝酒

看起来像水，尝起来辣醉，

喝下去闹鬼，走起来绊腿，

夜里要找水，睡醒来后悔。

快戒烟

烟生毒气满空间，

一圈一片不间断。

不到终时不知悟，

只怪养成坏习惯。

劝烟民，莫吸烟，

五脏六腑都熬煎。

如能自己把握好，

生死由己不由天！

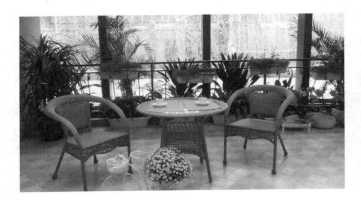

戒烟歌

吸烟坏习惯，已有数百年。

恶风刹不住，如今还蔓延。

国人十三亿，三亿在吸烟。

每人一盒算，燃尽多少钱。

小小一根烟，根根是毒箭。

吞云又吐雾，中毒如鸦片。

大量尼古丁，顺着气管串。

饭后若吸烟，危害成倍翻。

喝酒香烟伴，口臭气熏天。

跳舞若吸烟，女士不愿伴。

少年学吸烟，思维能力减。

孕妇若吸烟，胎儿不健全。

公共场合处，绝对应禁烟。

一人不自觉，空气全污染。

害己且不算，公害讨人嫌。

吸烟无益事，不如早戒烟。

戒烟讲方法，两条是关键：

认识要深刻，恒心不能变。

药物来辅助，亲友要督劝。

只要有毅力，泰山也可搬。

戒酒歌（二则）

（一）

酒伤身体败了家，

语无伦次大喧哗，

疏亲慢友多由酒，

背义忘恩尽是它。

应戒酒，饮果茶，

若能依此钱无差，

失礼万事皆因此，

今后迎宾可用茶。

（二）

叫同志，认真听，

酗酒不是好事情。

酒性烈，不可贪，

坑人害己可不浅。

叫同志，要留心，

眷恋酒杯太伤人。

立大志，做大事，

莫因饮酒误青春。

叫同志，听分明，

贪酒有碍事业兴。

肯悔过，有法救，

国法家规要严明。

叫同志，下决心，

严重局面要认清。

倡勤俭，戒奢侈，

踏踏实实享太平。

——赣南民谣

（作者有修改）

少饮酒

为了你的肾，为了你的胃，

为了你有个健康的心肝肺，

为了你的家庭能和美，

少醉一回是一回。

都说是酒逢知己千杯少，

危难时酒肉朋友谁见了？

别指望排忧解闷靠一醉，

醒来后烦恼还得自己背。

说什么走热酒场进官场，

说什么酒喝透了经济可腾飞，

人生得意莫尽欢，

要当心乐到极处会生悲。

为了你的健康少喝一杯，

为了你的亲人少喝一回，

似这般逢场作戏何时了，

别忘了妻小倚门盼君归。

酒色财气诗（二首）

（一）

酒色财气四堵墙，

人人都往里边藏。

谁能跳出墙垛外，

不活百岁寿也长。

——宋·佛印

（二）

饮酒不醉品为高，

见色不迷是英豪。

世财不义切莫取，

和气忍让气自消。

——北宋·苏轼

酒箴

唯酒伐性，养生宜禁。

能饮不饮，消除百病。

十八、环境与健康

四季四防

春防风，又防寒；

夏防热，又防天；

长夏防湿，秋季防燥，

冬防风寒，又防暴雪。

——明·汪绮石

穿戴与健康

春捂秋冻，不生杂病。

冬不欲极温，夏不欲穷凉。

衣服穿多穿少不如穿好，

适体衣服犹如养生妙药。

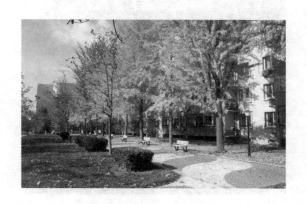

环境与健康（六则）

（一）

伟人改变环境，

能人利用环境，

凡人适应环境，

庸人抱怨环境。

（二）

火烧七月半，

八月木樨蒸。

一天有四季，

十里不同天。

聪明人长寿，

愚蠢者抱怨。

（三）

感冒不避风，

从春咳到冬。

未吃端午粽，

寒衣不要送；

吃了端午粽，

还要冻三冻。

（四）

虚邪贼风，

避之有时，

恬然虚无，

真气从之，

精神内守，

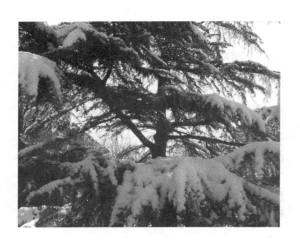

病安从来?

——《黄帝内经·素问》

（五）

冷天有暖，

南向而坐，

东首而寝；

阴阳适中，

明暗相伴。

——唐·马承祯

（六）

牛羊择水草而居，

鸟儿择良木而栖。

树木花草栽庭院，

空气新鲜人舒畅。

阳光与健康

阳光不照临，

医生便上门。

太阳是个无价宝，

常晒太阳身体好。

声色与健康

色使目盲，

声使耳聋，

味使口爽。

苟能节宜其宜适，

抑扬其通塞者，可以增寿。

——唐·孙思邈

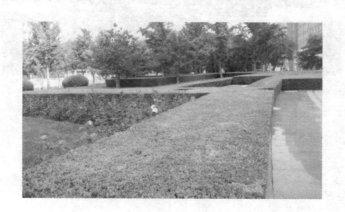

住房与健康

屋勿高，高则阳盛而明多；

屋无卑，卑则阴盛而暗多。

故明多则伤魄，暗多则伤魂。

人之魂阳而魄阴，苟伤明暗，

则疾病生焉。

——唐·马承祯《天隐子养生书》

家庭绿化与健康

种花草，针对选；

小鱼游，经常看；

眼珠子，要勤转；

痴呆病，要防范；

尽可能，活动点；

防磕碰，外伤免；

有措施，防传染。

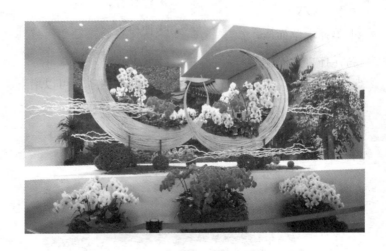

十九、气候与健康

天气与穿戴（三则）

（一）

立秋早晚凉，注意加衣裳；

白露秋分夜，睡觉关门窗；

白露不露身，露身会着凉；

寒露不露脚，脚凉把气伤。

节气不饶人，注意莫受伤。

（二）

一场秋雨一场寒，

三场秋雨就盖棉，

五场秋雨穿上棉，

大雪季节棉包棉。

（三）

谨和五味，

骨正筋柔，

气血以流，

腠理以密，

如是则骨气以精，

谨道如法，长有天命。

——《黄帝内经·素问》

孙真人四季饮食歌

春月少酸宜食甘，

冬月宜苦不宜咸。

夏月增辛聊减苦，

秋来辛减少加酸。

冬月大寒甘略戒，

自然五脏保平安。

若能全减身健康，

滋味能调病少缠。

——唐·孙思邈

四季谈饮食

春发散宜食酸以收敛，

夏解缓宜食苦以坚硬，

秋收敛吃辛以发散，

冬坚实吃咸以和软。

——摘自《周礼·天官》

四季养生

冬不坐石，

夏不坐褥。

冬不欲极温，

夏不欲极凉。

泡脚歌

春天热水泡泡脚，

升阳活血固虚脱；

夏天热水泡泡脚，

消暑除湿止干渴；

秋天热水泡泡脚，

润肺濡肠败内火；

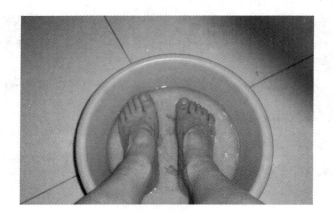

冬天热水泡泡脚，

温肾扶精丹田灼。

天天热水泡泡脚，

不用瞧医再吃药；

长期坚持烫泡脚，

延年益寿壮体魄。

烫泡脚啊烫泡脚，

神情饱满吟长歌！

四季与洗脚

春天洗脚，升阳固脱；

夏天洗脚，暑湿可除；

秋天洗脚，肺润肠濡；

冬天洗脚，丹田温灼。

朱丹溪与四季养生

春夏养阳，秋冬养阴。

春夏泄泻，秋冬闭藏。

顺四时、调养神志而治未病。

————元·朱丹溪

防风与健康

汗出莫当风立，

腹空莫放茶穿。

忌汗当风、卧当风、

洗浴当风、睡当风。

——《类偏朱氏集验医方》

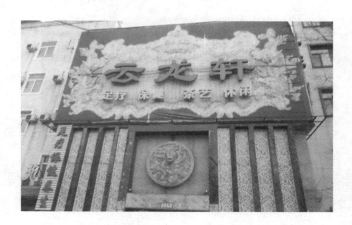

四季养生歌

春季养生歌

春季气温多变换，
天气忽热又忽寒。
春天不可令背寒，
谨防咳嗽得肺炎。
春捂秋冻不生病，
不要一热把衣减。

夏季养生歌

夏季昼长黑夜短，
天气炎热人困倦。
人老体弱睡午觉，
切记不要吹电扇。
勤换衣服勤洗澡，
外出活动戴草帽。
防中暑，衣松宽，
少生疾病身体健。

秋季养生歌

一场秋雨一场寒，
三场秋雨要穿棉。
秋天气温差别大，
中午热来早晚寒。
注意保暖防感冒，
增减衣服保平安。

冬季养生歌

冬天动一动，少闹一场病。
冬天懒一懒，多喝药一碗。
冬炼三九天，祛病把寿添。
冬季如进补，开春壮如虎。

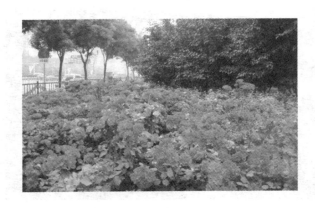

冬季调养歌

顺应天时保健康，

衣食住行有文章。

胃部腹部要保暖，

慎防脚下寒气凉。

冬令进补忌过量，

辨证施治重营养。

生冷黏硬不可食，

补充水分要经常。

烟酒御寒不可取，

反使体温更下降。

室内温度要恒定，

暴暖暴冷宜严防。

起居作息顺自然，

老幼早卧晚起床。

冬练增强耐寒力，

冬泳锻炼志更强。

雾霾天气臭氧多，

紧闭门窗安无恙。

冬季养生讲科学，

平衡膳食保健康。

老人过好冬季关，

五福降临寿无疆。

张景岳谈四季养生

春应肝而养生，

夏应心而养长，

秋应肺而养收，

冬应肾而养藏。

——明·张景岳

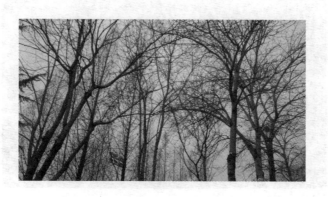

冬夏养生

夏有真寒，冬有真火。

以水解燥，以润清燥，

以静化燥，以动御燥。

要想对付秋燥，

"八般武器"全要。

冬病夏治歌

仲夏保健好，冬至发病少。

冬伤于寒，春必病温；

春伤于风，夏生飧泄；

夏伤于暑，秋必疟病；

秋伤于湿，冬生咳嗽。

——《黄帝内经》

孕妇一至九月养生歌

一月不可纵怒，

二月不可惊动，

三月不可纵欲和悲哀，

四月不可劳逸，

五月不可妄想及饥饱，

六月不得杂食及针灸其经，

七月不可忧郁叫呼、触冒烦躁，

八月勿食燥物，

九月不可怀恐及房劳。

——宋·陈无择

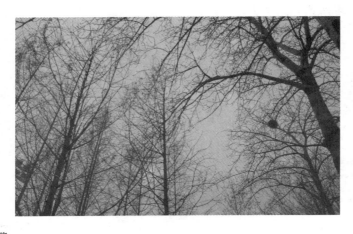

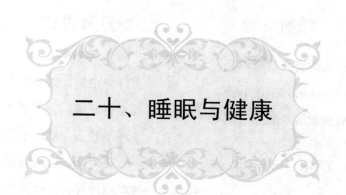

二十、睡眠与健康

当心睡不好

一夜睡不好，工作会毛糙。

两夜睡不好，心情会烦躁。

三夜睡不好，百病浑身绕，

经常睡不好，快快去治疗。

睡觉好（四则）

（一）

睡能还精，睡能养气，

睡足而起，神清气爽，

睡能健脾益胃，

睡能坚骨强筋。

（二）

一夜不睡，十天头昏。

三夜不睡，少吃减岁。

经常失眠，少活十年。

（三）

看，能睡的孩子长得快。

睡，用睡补充出健康来！

（四）

夜寝燃灯，心神不安。

老年独寝，亦需长枕，

——《云笈七籖》

睡前洗脚

洗头洗脚，胜似吃药；

热水洗脚，赛吃补药；

睡前烫烫脚，胜服安眠药。

睡觉"六不"

睡不当风，睡不对灯，

睡不张口，睡不掩面，

睡不卧湿，睡不对火。

睡觉有讲究（二则）

（一）

身卧像个狗，活到九十九。

睡觉不开窗，一夜觉都香。

冬睡不蒙头，夏睡不露肚。

睡觉睡得好，情绪不烦扰。

睡好精神好，清晨满世跑。

午觉睡得好，犹如捡个宝。

晚上睡得好，一天精神饱。

睡眠伴药枕，闻香去病根。

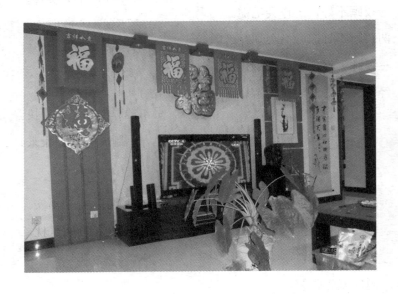

（二）

睡觉有讲究，

头向有不同，

四季有区别，

春夏头向东，

秋冬转归西。

睡眠诀

夏不睡石，秋不睡板。

春不露脐，冬不蒙冠。

白天多动，夜里香甜。

睡前洗脚，胜补仙丹。

夜里磨牙，肚里虫患。

晚上开窗，夜风似箭。

贪凉失盖，得病添乱。

早睡早起，精神倍欢。

贪房贪睡，添病减岁。

上网熬夜杀人刀

网上岁月如飞刀，

分分秒秒催人老。

身体本钱很重要，

上网不要熬通宵。

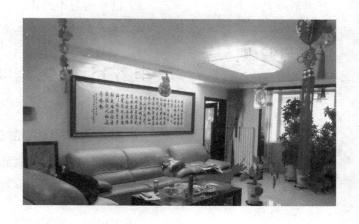

二十一、性生活与健康

好妻胜良药

避色如避难，

冷暖妻最知。

妻贤夫病少，

好妻胜吃药。

适当与健康

少年夫妻老来伴，

性事宜节不宜连。

强勉房事劳成疾，

夫贵妇荣在妻贤。

《千金要方》语录

欲求长生先戒性。

大贵之生常速尽。

当今百岁之人少，

岂非所习不纯正。

——唐·孙思邈《千金要方》

李鹏飞话性事（二则）

（一）

男破阳太早，则伤其精气；

女破阴太早，则伤其血脉。

（二）

乐不可极，欲不可纵。

元气有限，人欲无涯。

火生于木，祸发必克。

尾闾不禁，沧海以竭。

——元·李鹏飞《三元延寿参赞书》

性事三字经

夫妻事，要慎干；

年龄增，可递减；

夫妻长，性情感；

动作上，要减缓；

安全套，常替换；

野草花，不要玩，

夫妻忠，恩爱宽，

互猜疑，把寿减。

房事"七戒"

虚弱戒房事，

疾病戒房事，

衰老戒房事，

寒暑戒房事，

雷雨戒房事，

恼怒戒房事，

醉饱戒房事。

——清·医学家石天基

少思寡欲身体好

日月欲明，浮云盖之。

河水欲清，沙石秽之。

人性欲平，嗜欲害之。

不见可欲，使心不乱。

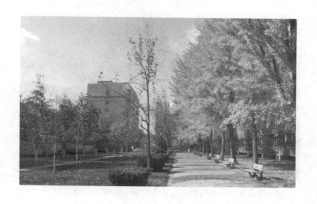

见素抱朴，少思寡欲。

节嗜欲者，治身之本。

养身要寡欲

养心要读书，

养身要寡欲。

怒是杀身虎，

欲是无底渊。

佳肴美酒串肠膏，

艳声丽色伐命刀。

惜精养生

元气实，不思食；

元神会，不思睡；

元精足，不思欲；

三元全，陆地仙。

——明·胡文焕

年龄与房事

血气方刚，切勿连连。

二十四五，不宜天天。

三十以上，要像数钱。

四十出头，如进佛殿。

六十在望，像付房钱。

七十左右，解甲归田。

八十九十，宁可叹言。

少欲与健康

纵欲催人老，房劳促短命。

就是身体好，性事也要减。

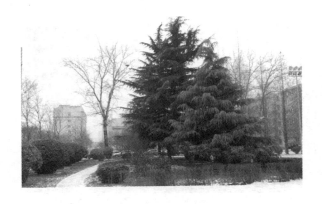

上古人的房事经

上士别床，中士异被。

服药百裹，不如独卧。

饮食与房事

太饱入房伤脾胃；

大醉入房伤骨骼；

大疲入房伤其溺；

大怒入房伤其精。

《摄生三要》房事语录

一曰寡欲，

二曰节劳，

三曰息怒，

四曰戒酒，

五曰慎味。

——明·袁坤仪《摄生三要》

戒色（二则）

（一）

休爱绿鬓美朱颜，

少贪红粉翠花钿。

损身害命多娇态，

倾国倾城色更鲜。

莫恋此，养丹田，

人能寡欲寿长年。

从今罢却闲风月，

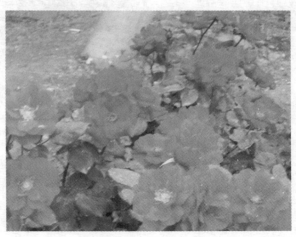

纸帐梅花独自眠。

（二）

劝君切莫玩风流，

散尽钱财不再有，

若染性病身躯腐，

没脸治病难出口。

江湖郎中医术低，

只是为钱不能医。

艾滋病，真可怕，

染上常常把命搭。

除此以外各种病，

传播途径多滥性。

社会开放啥都有，

自己掂量别风流。

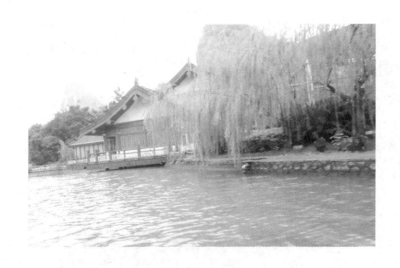

二十二、防病与健康

生病怎么办

病既来之，就莫怕之。
树立信心，积极治之。
战胜病魔，恢复健康。

人生"四最"

因气生病最不该，
身患重病最悲哀，
绝症康复最舒畅，
死于无知最冤枉。

生活与健康

生活规律，起居有常，
有劳有逸，运动经常，
饮食有节，粗细多样，
低盐少脂，防止肥胖，
戒烟限酒，长寿健康。
贪吃贪睡，添病减岁。

关心你的健康

管住你的嘴，
迈开你的腿，
减负你的胃，

去掉你的赘，

别憋你的尿，

充足你的觉，

监测你的胃，

远离你的危，

快乐你的亏，

淡忘你的岁，

创造你的为，

享受你的晖，

把握你的嘴，

不全你的对，

平衡你的位，

撕去你的伪，

清楚你是谁，

细想你的非，

放在何处对，

如要不健康，

全是你的罪。

保脚与健康

晚上泡脚，消除疲劳；

早晨洗脚，如吃补药；

伤风烫脚，发汗开窍；

天寒暖脚，预防感冒；

多走练脚，体形健俏；

养心盘脚，安神益脑；

临睡搓脚，疏通经络；

甩臂踢脚，全身舒展；

抬腿压脚，强肾固腰；

仰头踮脚，颈病可消；

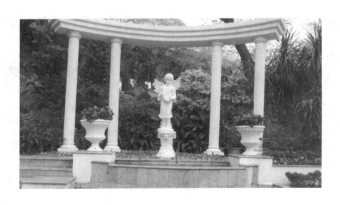

倒立并脚，循环良好；

强健双脚，延缓衰老。

习惯与健身（四则）

（一）

要想身体好，每天起个早。

卫生搞得好，疾病不来找。

常把秧歌跳，常把澡儿泡。

娶妻莫过早，房事适当少。

不嫌妻子丑，活过九十九。

吃饱不剃头，饥饿不洗澡。

刷牙用温水，牙齿笑咧嘴。

（二）

要健脑，把绳跳；

要享福，常知足；

要活好，心别小；

善制怒，寿无数。

（三）

坐如钟，立如松，

卧如弓，行如风。

汗水没干，冷水莫沾。

出汗不迎风，跑步莫凹胸。

（四）

寒从足起，火自心升。

病从口入，祸从口出。

甜言夺志，甜食坏齿。

健康常识

要想身体健，食物要新鲜；

吃了省钱瓜，害了绞肠痧；

大便若一通，浑身都轻松；

吃饭要细嚼，拉屎适当瞧；

病魔绕着走，活过九十九；

吃药不忌口，枉费医生手；

吃药不忌嘴，跑断医生腿。

宁吃鲜桃一口，不吃烂杏一篓。

口欲虽满足了，身体却搞垮了。

若要小儿平安，经常三分饥寒。

若要百病不生，常带饥饿三分。

物极必反

思虑烦多，心劳成疾。

纵欲耗精，损伤正气。

得神者昌，失神者亡。

日常生活防癌歌

乐观开朗，睡眠充足，

开窗通风，防止辐射，

戒烟慎酒，多饮绿茶，

常食大蒜，吃鲜蔬菜，

少吃肥肉，谨慎用药，

不要吞食，勿食烫饭。

攻克顽症有信心

攻克顽症靠自身，

恢复健康要耐心。

心态宁静胜好药，

攻克顽症有信心。

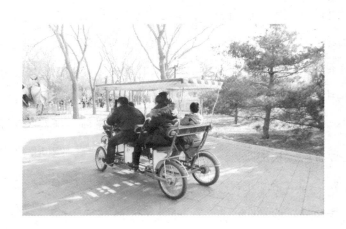

金盾版图书，科学实用，
通俗易懂，物美价廉，欢迎选购

百姓维权法律知识实用手册	19.00 元	民间常用对联 3000 副	16.00 元
百姓工作生活实用法律问答	24.00 元	传世经典对联 3000 副	22.00 元
怎样处理家庭矛盾和邻里		行业经典对联 3000 副	25.00 元
关系	23.00 元	中华名亭经典对联荟萃	21.00 元
知识产权依法维权手册	18.00 元	中华名楼经典对联荟萃	15.00 元
笔尖的智慧与舌尖的艺术丛书 6 册:		中华名阁经典对联荟萃	11.00 元
世界优秀广告短语		古今巧联妙对趣事集锦	19.00 元
7000 句	25.00 元	赏诗词　增智慧	30.00 元
网路时代生活智慧短文		图识世界部分国家军队军衔	
妙语	16.00 元	级别服饰（四色）	11.00 元
人间万象顺口溜	13.00 元	妙趣横生的动物世界丛书 5 册:	
古今打油诗趣事趣话	13.00 元	千奇百怪的动物之谜	11.00 元
中外智慧趣味书信集萃	13.00 元	动物的智慧与本领	10.00 元
中外名人机智应变妙答		动物与人类的恩怨情结	10.00 元
趣事	15.00 元	五彩纷呈的昆虫世界	11.00 元
中华孝道（四色）	29.00 元	水族动物的奇闻怪事	10.00 元
中华美德成语谣	23.00 元	班主任的智慧与工作艺术	13.00 元
做人做事的技巧	16.00 元	为美好的未来作准备——	
管理时间的技巧	16.00 元	写给中学生及家长和老师	17.00 元
讲话稿写作与讲话艺术	20.00 元	怎样让子女更优秀	15.00 元
赠言创作与应用艺术	16.00 元	易学智慧对话	35.00 元
写作座右铭	14.00 元	体育灯谜	20.00 元
大众创新座右铭	17.00 元	中国人名灯谜解析	15.00 元
世界著名作家传奇故事	19.00 元	歌谣谜语	18.00 元
教中小学生作对联	13.00 元	灯谜入门必读	16.00 元
楹联艺术探美	15.00 元	设谜猜谜速查宝典	32.00 元
中国古今名人功过评价		古今灯谜 3000 条	15.00 元
对联品悟	22.00 元	灯谜百花大观园	13.00 元
吉祥对联 2000 副	18.00 元	十二属相成语谜语欣赏	24.00 元
国防对联 2000 副	21.00 元	谜歌中国	18.00 元
阳光对联 2000 副	18.00 元	文化养心与健康	18.00 元
实用对联 3000 副（第四版）	15.00 元	养心养生保健谣	18.00 元

24 节气与科学养生	17.00 元	（外国篇）	25.00 元
农产品的营养及药用与		青少年喜爱的唐诗	
人身保健	15.00 元	一百首赏读	30.00 元
生肖——马的民俗与		中老年防骗手册	13.00 元
科学文化艺术	19.00 元	世界著名科学家传略	32.00 元
生肖——虎的民俗与		让孩子受益一生的忠孝	
科学文化艺术	15.00 元	礼廉故事	30.00 元
生肖——龙的民俗与		让你一生受益的名人	
科学文化艺术	15.00 元	智慧与幽默	12.00 元
开店创业与科学经营	28.00 元	伴随孩子成长的人生	
打官司实用手册	21.00 元	哲理寓言	16.00 元
民事官司 200 例	20.00 元	诗经·让你终生受益的经典	24.00 元
民营企业法律顾问	26.00 元	朱子家训解析	16.00 元
常用法律知识 400 问	29.00 元	青少年自我保护实用	
待人处事的口才艺术	23.00 元	知识 100 问	16.00 元
防止上当受骗 300 例	12.00 元	聪明女人零伤害秘笈	11.00 元
青少年最该读的经典		怎样给人留下好印象	14.00 元
发明故事	15.00 元	年轻人应知的处世常识	18.00 元
青少年最该读的经典		透视对手·他山之石可攻玉	19.00 元
智慧故事	15.00 元	红色经典格言	14.00 元
青少年最该读的经典		革命英模人物故事绘画	
地理故事	15.00 元	丛书·雷锋	10.00 元
青少年最该读的经典		这样活着更快乐	19.00 元
法制故事	15.00 元	心灵可以重建	20.00 元
青少年最该读的经典		实用珠算入门（修订版）	18.00 元
情感故事	15.00 元	企业会计工作手册	25.00 元
青少年文史知识题典		最新会计科目应用手册	60.00 元
（中国篇）	25.00 元	中小企业会计财务实例解读	32.00 元
青少年文史知识题典		中小企业会计实务	50.00 元

以上图书由全国各地新华书店经销。凡向本社邮购图书或音像制品，可通过邮局汇款，在汇单"附言"栏填写所购书目，邮购图书均可享受 9 折优惠。购书30 元（按打折后实款计算）以上的免收邮挂费，购书不足 30 元的按邮局资费标准收取 3 元挂号费，邮寄费由我社承担。邮购地址：北京市丰台区晓月中路 29号，邮政编码：100072，联系人：金友，电话：（010）83210861、83210862、83219215、83219217（传真）。